NINGBO
ZHONGYIYAOWENHUAZHI

宁波

中医药文化志

龚烈沸 □编著

宁波市中医院组织编写

中国中医药出版社

·北京·

图书在版编目（CIP）数据

宁波中医药文化志/龚烈沸编著 . —北京：中国
中医药出版社，2012.2

ISBN 978 – 7 – 5132 – 0718 – 8

Ⅰ. ①宁…　Ⅱ. ①龚…　Ⅲ. ①中国医药学—文化史—
宁波市　Ⅳ. ①R – 092

中国版本图书馆 CIP 数据核字（2011）第 268053 号

中国中医药出版社出版
北京市朝阳区北三环东路 28 号易亨大厦 16 层
邮政编码　100013
传真　010 64405750
北京中艺彩印包装有限公司印刷
各地新华书店经销

*

开本 890 × 1240　1/24　印张 13.5　字数 246 千字
2012 年 2 月第 1 版　2012 年 2 月第 1 次印刷
书号　ISBN 978 – 7 – 5132 – 0718 – 8

*

定价 58.00 元
网址　www. cptcm. com

内 容 提 要

　　本书是首部宁波中医药文化志，上限溯至河姆渡文化，下限截止 2010 年，大事记延伸至本书付印前。以志为主体，记、志、传、简介、文献选载、图照并用。设宁波历代名中医传略、简介，宁波历代中医著述简目，宁波藏书楼所藏医书，有关宁波中医药碑记选载，宁波市各中医院简介，宁波中医药地名、人文景观、药店六章，书首为宁波历代中医（药）历史大事记略，书末附有有关宁波中医非物质文化遗产故事等。全面系统地著录了源远流长的宁波中医药发展历史、名家辈出的宁波历代中医事略，充分彰显了丰厚的宁波中医药文化，丰富了国家历史文化名城宁波的文化内涵。既有较强的资料性，又有较好的可读性。

序一 XUYI

宁波的中医史与宁波的人文史同步。河姆渡文化证明，早在六七千年前，宁波先民在开拓生存空间的同时，寻求自身健康保护，从动物、植物中开掘药物，葫芦籽等出土文物证实了食药同源，中医药进入了萌芽时期。秦始皇一统天下，今宁波之地纳入中央版图，始设鄞、鄮、句章、余姚（一说汉初置）诸县，虽说其规制未必完整，朝廷关注亦非足够，但包括中医药在内的各项事业因人口的逐渐繁庶而次第展开，应在情理之中。

三国吴余姚人虞翻曾是吕蒙的随军医师，是有史记载的宁波首位中医。南朝齐余姚人虞悰擅食疗，著有《食珍录》，鉴于古代食药同源之传统，能专述食录者，当知医药不虚。自唐至今，宁波之地名医辈出，著述如林。唐鄞县人陈藏器撰《本草拾遗》，是继《新修本草》后唐代贡献最大的民间药物学专著；宋元明清有日华子、臧中立、滑寿、吕复、王纶、高武、赵献可、高鼓峰、柯琴等名家闻世；近现代则有范文虎、陆银华、裘沛然等享誉杏林。当代的宁波名医当中，如钟一棠、张沛虬、赵炯恒等，或是国家级名医，或是省级名医，皆以医德高尚、医术精湛而德泽百姓，蜚声省内、国内。宁波历代名医中，尚有不少专任宫廷御医、太医者；也有寓居海外惠及当地民众者，如清雍乾年间鄞县周文楷意外流至菲律宾，声名称钜；更有世家传承、绵延不绝者，如鄞县宋氏妇科、臧氏内科、陆氏伤科、范氏内科、董氏儿科，余姚张氏儿科、劳氏伤科、寿明斋眼科，镇海严氏外科、钟氏妇科等。其中余姚张氏儿科有固定的"生意垣"诊所，鄞县宋氏妇科有固定的"杏春堂"、"济世堂"等诊所。这些世家中，有历经千年、数十代人的传承，如宋氏妇科；也有历经五六代人的薪火相继，如陆氏伤科、董氏儿科等，至今犹有传人活跃在国内各大医院而著声中医界。

元代翰林直学士、知制诰同修国史、侍讲学士、鄞县人袁桷在《重建庆元路医学记》中写道："乡里多名医，皆修谨退让，呐呐然若不胜衣。察脉视色，必原于井谷经络之微眇，调制汤液，必通乎风土之宜，甘辛燥湿内外相为表里者，悉参取于经传，故其术百不失一。怀疑审问，求正于胜己，无忌悻之谬。道同而气和，相逊以礼，相处以义。"由此，我们可约略看到宁波中医的儒医形象，亦可深切体悟到宁波中医界的和谐局面。宁波的历代中医，行医之余，勤于著述，有史可循。自唐至今，他们的中医著作蔚为大观，无疑是我国中医典籍的重要组成部分。

宁波是我国的藏书胜地之一（"书藏古今"是宁波城市形象的一个部分），不但历代书楼林立，而且所藏书籍体系淹博，质量上乘。在众多藏家眼里，包括宁波当地中医名家所作著述在内的中医典籍，自是无价珍宝，悉心收藏。时至今日，以天一阁为代表的宁波诸多藏书楼，依旧珍藏了许多宝贵的中医药著作，为后世医家续古沿今、切理长技提供了充足的养分。

宁波又是我国主要外贸港口之一（"港通天下"是宁波城市形象的另一个部分），出口商品中有不少是中药材，进口商品中也有不少是香料等中药配伍品。清咸丰、同治至民国年间，宁波的中药材行业极为盛行，当时宁波的砌街上就有聚兴、懋昌、源长、慎德堂等药行50余家，北京的同仁堂、天津的童涵春、上海的蔡同德等老字号大都长驻宁波坐庄办货，从业人员达500多人，采购资金达500多万银元以上。1929年，砌街因中药商铺聚集而改名为药行街，沿用至今。

新中国成立后，尤其改革开放以来，宁波的中医事业获得了突飞猛进的发展。各县（市）、区相继建立中医院，无论硬件设施、软件环境，还是医师队伍建设，都上了一个台阶，其蒸蒸日上之势，堪可欣慰。2010年3月，宁波市人民政府乘医改东风，及时发布《关于扶持和促进中医药事业发展的意见》，冀为中医事业的健康发展再助一臂之力。

源远流长、名医辈出的宁波中医史是浙东文化的重要组成部分，非常有必要对此作挖掘梳理和系统著录。宁波大学的张如安、天一阁博物馆的龚烈沸两同志向以地方史志、地方文献研究见长，勤于著述，成果颇丰。两人受宁波市中医院的委托，在原有积累的基础上，花费近两年时间，搜集了大量的文献史料，然后爬梳钩沉，反复考订，继而构架篇目，深度探索，征求意见，数易其稿，撰成《宁波中医药文化史》、《宁波中医药文化志》两书。前者纵述而论，后者横排而志，既有理论深度，又有史料广度，各展所长，相得益彰。两书的编著出版，既是宁波卫生界特别是中医界的一件大事，又是宁波文化界与宁波卫生界携手合作的一项重要成果，值得庆贺，也值得推荐给读者诸君。

缘于斯，乐为之序。

宁波市人民政府副市长　成岳冲

2011年12月

序二 XUER

浙东宁波，自河姆渡开始以来数千年，即以其历代人民的智慧、广袤的地域和丰富的物质资源铸就了博大精深的中华文化。中医药文化是中国传统文化的重要组成部分，甬上历代名医辈出，医书典籍，资料丰富，为我们留下了宝贵的中医药遗产。

从史前河姆渡文化开始一直到清末乃至当代都有相当多口碑相传的名医大家，如陈藏器、滑寿、吕复、赵献可、高武、柯琴等，但一直未有人系统整理。现有天一阁龚烈沸老师专攻地方志，宁波大学张如安教授致力浙东史，两位学者各有所长，现又为宁波中医药发展来出力著书，爬罗剔抉，刮垢磨光，把宁波中医药的史实及典故一一发掘整理，条分缕析，总结出甬上中医药从积累、兴起到辉煌的过程，脉络分外鲜明，资料丰富翔实。所收宁波中医药古籍目录之全，也是前所未见，为中医药系统研究提供了文献保障，使我们对宁波中医药的发展有了更广泛、更深入、更全面的了解，同时也为我市、我省乃至全国中医药文化传承作出了一份贡献。

我希望《宁波中医药文化志》、《宁波中医药文化史》问世以后，我中医药界同仁和志同道合者能学习先辈精神，更多地投入到中医药文化的理论研究与实践中来，将中医药事业发扬光大！

钟一棠

2011年12月12日

编写说明 BIANXIESHUOMING

　　宁波中医源远流长，名家辈出，著述众多，称誉杏林，嘉惠后世。为进一步促进宁波中医事业发展，彰显宁波历代中医文化，建设宁波文化大市，特编著本志。

　　此系首部宁波中医药文化志，故此上限力溯发端，下限截止2010年，个别延伸至本书付印前。

　　著录范围以今宁波行政区划为主，少量兼顾历史境域。

　　以志为主体，记、志、传、简介、文献选载、图照并用。结构以章节体为主，条目式为辅。

　　全志设宁波历代名中医传略、简介，宁波历代中医著述简目，宁波藏书楼所藏医书，有关宁波中医药碑记选载，宁波市各中医院简介，宁波中医药地名、人文景观、药店六章，卷首为宁波历代中医（药）历史大事记略，卷末附录有有关宁波中医非物质文化遗产故事和宁波市人民政府关于扶持和促进中医药事业发展的意见。

中华民国前之历史纪年用中国历史纪年（用汉字），后括注公元纪年（用阿拉伯字）。中华民国后用公元纪年。

历史地名、称谓与特定名称用原名，必要时夹注今名，其余用现行标准名称。

入志资料取自正史、旧志、档案、书籍、报刊、文物考古、口碑、调查踏勘等，除少数引注出处外，余不加注。碑记部分作简化标点，以便今之读者。

龚烈沸

2011年12月

目 录 CONTENTS

第三章 宁波藏书楼所藏医书

第四章 有关宁波中医药碑记选载

第五章 宁波市各中医院简介

第六章 宁波中医药地名、人文景观、药店

附录

卷　首

宁波中医（药）
历史大事记略

宁波中医（药）历史大事记略

新石器时代

· 姚江流域的河姆渡文化遗址出土文物——樟科植物叶片、葫芦、管状针等证明，距今6000年至7000年前，食药同源，宁波中医药进入萌芽时期。

秦

· 嬴政二十五年（公元前222年），今宁波之地置鄞、鄮、句章、余姚（一说汉初置）四县。

汉

· 东汉末年，琅琊人黄璡（字伯玉）寓居鄞地之林村，施药济人。有女黄姑，养父不嫁，传父之术。

三国

· 余姚人虞翻（164—233年，本书第二章有传略）知医术，吕蒙图取关羽，称疾还建康，因虞翻兼知医术，聘其随军行医。是为有史记载的宁波首位中医。虞翻所著《周易参同契注》与中医养生有关。

· 余姚发生疫病，余姚长朱桓派遣部属着医师施医施药。

· 东吴时张举为句章令，"有妻杀夫，因放火烧舍，乃诈称火烧夫死"，夫家疑之，投诉官府，妻不服。张举取猪两口，一杀之，一活之，积薪烧之，活猪口中有灰，死猪口中无灰。验尸之口，果然无灰，妻乃服罪。这是我国法医学史上第一次动物实验法例记录。

晋

- 太康元年（280年），置宁海县。

- 东晋大将军刘裕（363—422年），字寄奴，守宁波三江口时，从四明山民间发现并推广"六月雪"（也叫"六月霜"）草药，后人遂称"刘寄奴"，至今四明山人仍称"有机芦"（方言"有"、"刘"同音，"芦"、"奴"音近），仍以此物煎汤以代保健茶饮。明嘉靖《宁波府志》"物产·药之属"载有"刘寄奴"。

- 《陆云集·附车茂安书》载，东晋句章将曾说鄮县"既有短狐之疾，又有沙虱害人"。后《外台秘要》引崔氏注："凡蛊有数种……今东有句章、章安故乡，东南有豫章，无村不有。"可见，浙东历史上是水蛊病高发区。

南北朝

- 余姚人虞悰（435—499年，本书第二章有传略）著有食疗专著《食珍录》，载诸国史。

唐

- 余姚人虞世南（558—638年）编纂《北堂书钞》。《北堂书钞》是我国首部类书，其中收有医人星相等文献。

- 鄞县人陈藏器（687—757年，本书第二章有传略），是宁波有史可查的首位"专业"医学家，所著《本草拾遗》对中医药有承前启后的贡献，是"十剂"方剂分类法创始人。《本草拾遗》参考116种史书、地志、杂记、医方等书籍，记载《新修本草》未收之药692种，详述药名、性味、毒性、药效、主治、产地、性状、采制、禁忌等。

- 神龙元年（706年），置象山县。

- 开元二十六年（738年），分越州设明州，宁波之地始有州级行政建置。置奉化县、慈溪县、翁山县（大历六年废，其地为今舟山市）。长庆元年（821年），明州州治从小溪（今鄞州区鄞江镇）迁至三江口，宁波城市格局奠定。

- 日本遣唐使多从明州上岸入唐，回日本时也多从明州东渡而归。

- 明州港出口货物中有中药材，进口货物中也有用作中药配伍的舶来品。

- 海曙区和义路港口遗址出土有唐大中年间（847—860年）的药壶、药碾船、药碾碗等医药用具。

- 余姚上林湖（今属慈溪市）越窑青瓷盛极一时，蜚声海外，其中不乏药壶、脉枕等中医药用具，陆龟蒙等有诗赞之。

- "茶为国饮"，入药之余，茶更是最佳保健养生饮料之一。四明山盛产佳茗，余姚白水冲瀑布畔所出"瀑布仙茗"被陆羽载入《茶经》。陈藏器《本草拾遗》中称茶"破热气，除瘴气，利大小肠"，"久食令人瘦，去人脂，使不睡"。

- 咸通中（860—874年），昆山人王可交携妻子住四明山20余年，复出明州卖药，声言药为壶公所授，酒则余杭阿母所传，药极去疾，酒甚醉人，明州里巷皆称王仙人药酒。

- 皮日休（约834年/840—883年）《四明山九题》之《云北》诗："犬能谙药性，人解写芝形。"是对四明山药业的记载。

五代

- 四明道士日华子（生卒年不详，本书第二章有传略），炼丹之余深谙药性，根据自己的实地考察和医疗实践，于公元908—923年间写成《日华子本草》20卷，后世习称《大明本草》，比《开宝本草》早半个世纪。宋《嘉祐本草》称是著"序集诸家本草，近世所用药，各以寒温性味，华实虫兽为类，其言近用功效甚悉"。

· 后梁开平三年（909年），析鄮县地置望海县，未几改定海县（清康熙二十六年改名镇海县）。

宋

· 鄞州东钱湖郭家峙古窑有瓷脉枕、药碾船出土。釉下阴刻"雍熙一年（984年）七月"纪年铭文，并配有圆形的碾轮。

· 《桃源乡志》载，庆历间（1041—1048年），鄞县桃源（今横街镇）大疫。昭惠庙民众采取黄柏枝叶，并用未被病菌污染的干净井水煎汤口服治疗。

· 名臣、德安人夏竦（985—1051年）《明州进芝草并图》诗云："四明开奥壤，三秀发灵芝。如盖殊形耸，无根瑞气滋。晨敷台岭异，日茂下房奇。善气方回复，充图献玉墀。"

· 王安石（1021—1086年）于庆历七年（1047年）起主政鄞县3年，重视医学，反对巫术，惩治巫师，支持校刊医书，庆历八年（1048年）在县衙门外刻竖《善救方》石碑。

· 鄞县人、僧奉真（生卒年不详，本书第二章有简介）于熙宁中（1068—1077年）以善医名闻东都，沈括《梦溪笔谈》载其医事。奉真传弟子元觉，再传弟子法宗、了初，皆传奉真医术，宝庆《四明志》谓："皆能续其焰，驰声一时，相传盖三世，活人无虑千百数。"

· 熙宁六年（1073年），元翁山县地再度设县，名"昌国县"，隶属明州。

· 元丰年间（1078—1085年），毗陵人臧中立（生卒年不详，本书第二章有传略）旅居鄞县南湖，诊治如神，每日求医者多至数十人。

崇宁中（1102—1106年）应聘入朝，治愈太后呕泄之症，朝廷赐钱在宁波城中购地筑室，其地称迎凤坊。

· 元祐（1086—1094年）初，沙县人陈瓘（1057—1124年）被召为太学博士，"寻医四明"。

· 晋原人唐慎微［元祐（1086—1094年）前后在世］《证类本草》记载有明州的泽漆、何首乌、甲香、天花粉四种药物。

· 大观元年（1107年），鄞县西门里创建安济坊，以怡养患者。

· 政和五年（1115年），象山设置医学机构和惠民药局，掌治药物，为民治病。是为明州（宁波）最早可考的医政机构。

· 宣和元年（1119年）五月二十六日，州学教授游觉民、明州知府楼异推荐臧中立第三子臧师颜（明州医学助教）为翰林祗侯，获朝廷批准。臧师颜仲子臧宾卿（1109—1163年）亦补翰林医学，任为医痊。宋末元初，臧氏仍有以医相传的后裔，《桃源乡志》有传。元戴表元《臧氏家集序》云："吾州臧氏……清纯自持，纯甚者业医。闻其先人世精医，医全活人不可计，故天报之以贤子孙云。"

· 与臧氏相先后，南京温氏因"宦游寄迹于四明，所谓医书奥旨，初得王承宣心传之妙，更历三世，至（温大明）先君制干，随侍魏丞相（魏杞）入都城，遂以儒医名于时。"（宋温大明《温隐居海上仙方》序）温大明（生卒年不详，本书第二章有简介）辑录的《温隐居海上仙方》实为"五世家传名方。"

· 月湖畔冯氏万金楼为甬上最大药肆，鄞县人周锷《冯氏万金楼》诗云："杵声喧药市，栏影枕渔舟。"慈溪人舒亶诗云："药肆万金饶。"

· 明州市舶司设有押香药使臣等专职从事药物贸易的官员。与日本、高句丽、真腊、占城、大食、古逻、勃泥、麻逸、三佛齐等国进行贸易，贸易商品中香药及药材占据大头，有人参、麝香、红花、茯苓、鹿茸、硫黄、藿香等，详载宝庆《四明志》之"市舶"。

• 宋氏妇科（本书第二章有简介）随宋室南渡落脚宁波，绵延发展至今。张永（本书第二章有简介）精儿科，以医术为翰林医学，授驻泊郎，从高宗南渡定居余姚，著《卫生家宝》、《小儿方》等。子孙多精医术，尤长儿科，皆以"驻泊"名。广平人陈氏迁居鄞县，以医官入翰林，精于内科，子孙皆以医名世。泰州人卞大亨绍兴（1131—1162年，本书第二章有简介）中隐居象山之钱仓村，研习养生导引术，调制药物济人，活人甚多，时称名医，著有《传信方》100卷。

• 绍兴二十年（1150年），鄞县人楼璹兼摄湖南长沙帅事，竭力促成前任刘昉编著儿科医书《幼幼新书》40卷的完稿和刊行。

• 淳熙十二年（1185年），奉化人陆楹任翰林医学，后任庆元府驻泊医官。

• 奉化人董溱、陆溥（生卒年不详，本书第二章有简介）于乾淳间（1165—1189年）用感应丹治愈魏王赵恺寒热症，皆官翰林驻泊，光绪《奉化县志》载世称"董陆义逊"。

• 绍熙二年（1191年）鄞县大疫，鄞县令陈氏建药神庙于城东十里许。庆元五年（1199年）重修，同年十一月毁于火。

• 庆元元年（1195年）二月二十日，奉化药师陆次云卒，享年84岁，葬奉化禽孝乡三岭岗，次子、翰林医学特差充庆元府驻泊医官陆楹撰墓志。

• 嘉定四年（1211年），慈溪人桂万荣《棠阴比事》刊印，内容主要为治狱之道、定案和破案之法，涉及若干法医检验技术。

- 宝庆三年（1227年），明州太守胡榘在郡圃射垛西创办制置司和剂药局（惠民药局），建屋7间用以储药，并安置井灶设备及煮洗器具，胡榘又捐万缗作为本钱买药。

- 是年，昌国县（今舟山）设药局。

- 是年，鄞县人魏岘（生卒年不详，本书第二章有简介）集三代之力，纂成《魏氏家藏方》10卷，有自序。为四明人士编纂的宋代著名方书。

- 嘉熙三年（1239年），昌国县（今舟山）县令余桂再度设药局于城内，督医施药。

- 淳祐元年（1241年），日本圆尔辨圆大师由宋携归医书30余部，其中有宋刊本魏岘所纂《魏氏家藏方》。

- 宝祐五年（1257年）冬，朝廷下令各地建立官药局，明州太守吴潜改建惠民药局于海晏楼，楼上为贮藏库，楼下为制药场，规模扩大。惠民药局在郡城、所属水军、下属县城等地设置14家子铺。截至开庆元年（1259年）四月底，在钱药共计447139贯111文，比初创时净增433139贯。宝祐五年散药3835帖，开庆元年散药2493帖，受惠者多为城中及附近居民。

- 鄞县仕族林泽（1223—1276年）创惠生道院，延请良医坐诊，病者用药随需即予，甚至"鬻产营蓄以给"。

- 从宋代起，宁波刻书藏书渐成风尚，月湖周边藏书楼林立，清全祖望《湖语》有"南楼北史"之载，即指宋鄞县两大藏书家楼钥的"东楼"和史守之的"碧沚"。宁波之地所刻所藏之书不少为医书药典，是为南宋甬上医盛一证。

元

- 中统三年（1262年）奉诏立医学，建三皇殿。（元朝医学崇奉三皇伏羲、神农、黄帝，故各地医学建有三皇殿。）

· 元初，升昌国县为昌国州。

· 至元十八年（1281年），肃政廉访副使陈祥创建庆元路医学于府城"东北隅贯桥之南"，置教授1员，学正1员，学录1员，并有医学生员。至元二十八年（1291年）新之，次年，王应麟撰《庆元路建医学记》。延祐二年（1315年）二月，重徙于东北隅魏家巷。有屋宇20余间、祭器150余件。次年，袁桷撰《重建医学记》。是为宁波最早的"路"级中医专科学校。校藏医籍主要有《圣济总录》、《八十一难经》、《脉经》等。

· 至元二十五年（1288年），鄞县设立官医提领所，设官3名。

· 至元二十五年（1288年），建慈溪县医学，设教谕1员，后至元六年（1340年），设立医学讲堂。翁传心撰有《慈溪医学记》。

· 至元二十九年（1292年），昌国州（今舟山）立官医提领所，许若璧任昌国州医学提领。

· 鄞县人袁洪（1245—1298年）见"郡大疫，具善药以施……行之逾二十年"。凡"疾疢则治药以拯之"。

· 大德二年（1298年），鄞县置药局。

· 大德三年（1299年），在清澜桥北建庆元路惠民药局，有本钱中统钞50锭，本钱借贷给百姓，每月得利息中统钞1.5锭，药局用利息购买药材，配置药物，发放病人，或交由所属州县发放。

· 延祐元年（1314年），奉化州医学创立，设三皇像。六年，知州马致远捐俸，于州东立医学所，讲堂5间，东西两廊共30间，设学正1名。袁桷撰有奉化州医学《三皇殿记》。

· 泰定元年（1324年），昌国州侯"遵诏旨为惠民药局"。袁桷

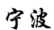

撰有昌国州《重建医学记》。

• 至正二年（1342年）所修《四明续志》记载，宁波地方药材有山药、骨碎补、蓖麻等31种。每一种都说明形态特征、利用部位、采集季节，间亦注明采集之地。

• 余姚人张经（生卒年不详，本书第二章有简介），张永八世孙。善医，尤长儿科，居名"生意垣"，是为余姚史载首家私设诊所。钱宰《题生意垣诗》云："张生守环堵，种药周四隅。"谢肃《生意垣为余姚张与权赋》："生意垣成舜水东，隐居之子有仙风。"戴良《生意垣赞》序云："余姚张与权世善小儿医，因名所居曰生意垣，中书参政危公书之，秘书少监揭公记之，于是其友九灵山人赞之。"四世孙张廷玉为太医院使。足见"生意垣"为元末明初声名显赫的私人儿科诊所。

• 河南襄城人滑寿（1304—1386年，本书第二章有传略）迁居余姚，学医初从王居中，复取张仲景、刘守贞、李明之诸家，再从高洞阳学针灸。长于内科、妇科，尤长于针灸，确定人体647个穴位，著有《十四经发挥》等多种，其针灸等医学理论对后世影响较大。《元史》、《明史·方伎传》有传。

• 永嘉人项昕（生卒年不详，本书第二章有传略）迁居余姚，行医40年，足迹遍及浙东，内、妇、伤、外科俱精，著有《脾胃后论》等。

• 河东人吕复（生卒年不详，本书第二章有传略）自金华迁居鄞县，搜罗医书，昼夜研读，对《内径》、《素问》等都有精辟辨析评论，对扁鹊、华佗、张仲景等也有独到看法，著有《切脉枢要》等医著多种，学极广博，《明史·方伎传》有传。

- 元末，余姚人鲍思美父子于余姚城北开设私人药肆。

- 元末，西域人丁鹤年（1335—1424年，本书第二章简介）、盛熙明在四明山及浙东采药炼药卖药，回回医学传入宁波。

明

- 洪武二年（1369年），改昌国州为昌国县（洪武十九年废县）。

- 洪武十四年（1381年），明州更名为宁波。旧志载，宁波府县各有阴阳医学，府设"医学，正科一人，掌疾病治疗之事，狱囚病则察视之，而白其轻重真伪"。

- 永乐（1403—1424年）初，鄞县名医陆昂被辟至京师，预修《玉台金匮》、《玉机素要》等医书。

- 宣德二年（1427年），象山县设惠民局"督医制药"。

- 成化（1465—1487年）间，鄞县人、太医院使董宿（生卒年不详，本书第二章有简介）著有《奇效良方》（全称《太医院经验奇效良方》）69卷，按证候分为风、寒、暑、湿、燥、火等64门，门下分若干小类，每类先论后方。本书汇集了宋至明初的大量医方，共载7000余方，包括内外妇儿诸科。另著有《试效神圣保命方》10卷，即为明代宫廷名医撰写之方书。

- 成化二十三年（1487年），余姚名医黄济之（生卒年不详，本书第二章有简介）所著《本草权度》3卷刊印，虽以本草为名，实为临证各科常见病脉、因、证、治之阐述，曾为李时珍《本草纲目》所引证。

- 弘治五年（1492年），慈溪名医王纶（1453—1510年，本书第二章有传略）汇集本草群书，删繁节要，补入李东垣、朱丹溪之论，撷取药物545种，分门别类，编成《本草集要》8卷。王氏私淑丹溪之学，宦余坚持医事。著有《明医杂著》、《本草集要》、《医论问答》、《节斋医论》等多种，对后世有影响。

- 正德元年（1506年），鄞县名医张世贤（生卒年不详，本书第二章有简介）撰注成《图注八十一难经辨真》8卷，又名《图注八十一难经》，简称《图注难经》。正德五年（1510年）吴门沈氏碧梧亭校刊。《四库全书总目提要》论："世贤是编于八十一篇，篇篇有图，凡注所累言不尽者，可以披图而解。"

- 嘉靖六年（1527年），余姚名医劳双龙（生卒年不详，本书第二章有简介）著成《劳氏家宝》（今存）。劳氏在余姚周巷（今属慈溪）创建伤科，以接骨入穴名闻两浙，成劳氏伤科鼻祖，子孙世传其业。

- 嘉靖七年（1528年），慈溪名医赵继宗（生卒年不详，本书第二章有简介）所著《儒医精要》刻印。后传入朝鲜、日本，今日本有1614年和1648年两种刊本。

- 嘉靖三十五年（1556年），宁波指挥佥事万表（1498生，本书第二章有简介）卒。万氏系王守仁私淑弟子，宦余潜心医药，辑有《万氏济世良方》6卷（今存），《万氏积善堂集验方》3卷（今存），《积善堂活人滋补方》1卷，《积善堂秘验滋补诸方》。

- 嘉靖三十九年（1560年）所修《宁波府志》之"物产，药之属"下载山药等地产药材94种。宁波港作为明朝对外贸易口岸，运往欧洲葡萄牙等国的商品中有大黄、土茯苓、桂皮等中药。

- 嘉靖四十五年（1566年），鄞县名医高武（1522年生，本书第二章有传略）卒。高氏武举出身，晚年攻医，铸男、女、儿童三铜人，上设穴位，首次正确区别了性别与未成年人穴位的差异。著有《针灸节要》、《针灸聚英》、《射学指南》等。

- 创建于嘉靖四十年至四十五年间（1561—1566年）的天一阁藏

书楼，今尚存医籍78种。

· 万历元年（1573年），余姚朱养心（生卒年不详，本书第二章有简介）迁居杭州，在清河坊、大井巷东首开设蜚声江浙的朱养心药室。专攻外科，手到疾愈，流传至今尚有五灵五香膏、阿魏狗皮膏、铜绿膏、珍珠八宝眼药、三仙丹等15种。

· 万历五年（1577年），兵部尚书鄞县人张时彻（1500年生，本书第二章有简介）卒。55岁归里家居，留心药理，撰有《救急良方》2卷（今存），"为荒村僻壤不谙医术者设"。另著有《摄生众妙方》11卷（今存），《伤寒金镜录》1卷。

· 万历二十四年（1596年），日本小濑甫安翻刻滑寿（本书第二章有传略）所著《十四经发挥》，后有20余种翻刻的和刻本。

· 万历二十九年（1601年）前，四明陈氏（生卒年不详，本书第二章有简介）编成《小儿按摩经》，是年被收集于杨继洲编《针灸大成》内，填补了自《汉书·艺文志》记载《黄帝岐伯按摩十卷》以来1500余年推拿专著的空白。是著源于"秘传看惊掐筋口授手法论"，加以发挥，标志着小儿推拿体系基本确立。是著为我国现存最早的小儿推拿专著。

· 万历三十五年（1607年），日本曲直濑玄朔刊行滑寿（本书第二章有传略）所著《难经本义》，后有10余次翻刻的和刻本。

· 万历四十年（1612年），鄞县名医宋林皋（生卒年不详，本书第二章有简介）鉴于女科之书自《产宝全书》后间有发明，但处方多有挂漏，"采集群书之英粹"，撮录祖上所秘藏妇科医论，及生平40余年临床经验，撰成《四明宋氏女科秘书》。

· 崇祯元年（1628年），鄞县名医赵献可（1573年生，本书第二章有传略）卒。赵氏遵从李东垣、薛己，属温补学派，并有所发挥，主张肾间命门学说，与张景岳（创水火命门学说）同称于世。著有《医贯》等。

- 明末，御医童广生等弃官来舟山行医。

- 有明一代，宁波医家供职太医院（包括南京太医院）者并任御医、医官者有尤敬宗、董宿、俞廷器、吴从仁、陈瑶、沈应凤、沈可相、王俊然、郑稜、翁晋、杨道桂、赵世美、李乐等13人（不完全统计）。

- 有明一代，四明医家撰写医学著作近100部，是宋元两代的两倍多，内容涉及内科、针灸、小儿、妇科等，名著有《针灸聚英》、《小儿按摩经》、《明医杂著》、《医贯》等，在中医史上享有盛誉。

- 朱德明《浙江医药史》统计，明代宁波籍医药学家有121人。

清

- 康熙七年（1668年），种痘术从诸暨传入宁波。黄宗羲在甬上证人书院的弟子纷纷信奉此新术。

- 康熙九年（1670年），鄞县名医高斗魁（1623年生，本书第二章有传略）卒。黄宗羲撰墓志铭。高氏出身名医世家，精通医理，治病多奇效。为清初浙江名医之一。著有《四明心法》、《四明医案》等。《清史稿》有传。

- 康熙十年（1671年），余姚大儒黄宗羲撰名医《张景岳传》。前此33年，即明崇祯十一年戊寅（1638年），黄"曾于樟平子座上识景岳"，景岳"为人治病，沉思病原，单方重剂，莫不应手霍然，一时谒病者辐辏其门，沿边大帅皆遣金币致之"。又及名医"赵养葵名献可，宁波人，与介宾同时，未尝相见，而议论往往有合者"。

- 清初，鄞县徐国麟（生卒年不详，本书第二章有传略）医名满大江南北，就诊者满户外，能决生死于三年之外。医著多达20余种。

- 康熙二十年（1681年），余姚再度痘疫流行，浦阳傅商霖以种痘术抵姚，黄宗羲家孙辈7人经其诊治而免遭此厄，邻里不信种痘术者小儿多罹难。黄百家（生卒年不详，本书第二章有简介）鉴于此惨痛教训，向傅商霖学习种痘术，并参与增定傅氏家传《天花仁术》10卷，公之于世。

- 康熙二十六年（1687年），原昌国县地再度设县，更名"定海县"，原定海县更名镇海县。

- 康熙四十七年（1708年），重建药皇庙于冲虚观左、玄坛殿后。雍正九年（1731年）五月再毁于火，翌年再建。

- 康熙间（1662—1722年），"浙八味"中的"浙贝母"始在象山，继于鄞县西乡（今章水镇）一带种植，并延续至今，年产数百吨，成为地产大宗药材和当地农业经济特产。

- 雍正十三年（1735年），慈溪名医柯琴（1662年生，本书第二章有传略）卒。明亡后矢志医学，研读至深，著有《伤寒论注》、《伤寒论翼》、《伤寒附翼》（后人汇为《伤寒来苏集》），提出《伤寒论》为百病立法，视其为阐述辨证论治规律的专书，明确指出临证划分阴阳的总纲，独创六经地面的定位和三阴病存在合病、并病等学说，发前人所未发。是继元代王好古之后采用六经分类归纳某些杂症有独特见解之医家，对后世有较大影响。《清史稿》有传。

- 乾隆六年（1741年），鄞县名医周文楷（生卒年不详，本书第二章有传略）乘船携药往台湾，遇风暴漂至菲律宾吕宋岛，遂于彼行医。菲律宾国王病重不愈，周氏诊治数日即愈，为国王器重。岁末搭商船归，复遇礁石船坏身溺，为吕宋商船所救，后被国王挽留定居吕宋。晚年方归里。以妇科闻名于世。

• 乾隆二十六年（1761年），余姚人严洁（西亭）、施雯（澹宁）、洪炜（缉庵）（生卒年不详，本书第二章有简介）三位医家共同编纂的《得配本草》成书，是一部选题独特的本草学专著，共收药物647种，以《本草纲目》分类法分为25部，于每味药物下首先简述该药物配伍禁忌，有得、使、畏、恶、忌、伏、制、反、杀等，次列药物性味、归经、主治，而重点阐述药物配伍，分为得、配、佐、使、合、和、同、君等类别。

• 乾隆三十五年（1770年），"寿全斋"药店开设于宁波城中，既接方配药，又自制丸散膏丹出售，至今仍为甬上中药店之翘楚。

• 乾隆四十八年（1783年），慈溪庄桥童姚村（今属江北区）人童善长于上海创办"童涵春堂"，后来发展成为上海四大国药号之一。

• 鄞县内家拳师王瑞伯（生卒年不详，本书第二章有简介）于乾隆时期将各种治疗伤损经验撰成《秘授伤科集验良方》，书中详述各种跌打损伤、头颅外伤、内脏挫伤、刀斧伤、破伤风等多种治法，以及皮伤缝合法、脱臼复位法、骨折正复及夹板固定法。

• 慈溪名医陆士逵（生卒年不详，本书第二章有传略）著成《伤科》，陆氏幼时伤臂求治于王瑞伯，遂师事之，尽其术。又北游燕齐鲁赵间，交结奇异之士，得秘方，医技益精，被誉为浙东第一伤科，子孙后代继承其衣钵，陆氏伤科遂被称为世家。《伤科》一书详述各种跌打损伤、头颅外伤、内脏挫伤、刀斧伤、破伤风等治法，以及皮伤缝合法、脱臼复位法、骨折正复及夹板固定法。陆氏并创制"麻药水"。另有《医经通考》。

- 嘉庆五年（1800年），慈城马泾（今属江北区）人张锦在杭州创办茂昌药号，后盘进沈同泰国药号，改名为"张同泰国药号"。经营有方，历经几代发展，成为杭州六大国药店之一。

- 嘉庆七年（1802年），乾嘉间鄞县人郑昂所著《人参图说》由荻浦书屋刻印（今存），详述人参地道、形体、皮纹、神色、芦蒂、粳糯、空实、糖卤、镶接、铅沙、真伪等。

- 嘉庆二十二年（1817年），痧疫起，余姚名医劳梦鲤（生卒年不详，本书第二章有简介）出秘方治法，广其传。施诊保心局，全活无算。劳氏著有《痧疫疹子专门集》等。

- 陈邦贤《中国医学史》载，嘉庆二十五年（1820年），古典生物型霍乱由海外经宁波传入浙江，此后历年均有发生和流行。余姚胡杰人（生卒年不详，本书第二章有简介）著有《霍乱转筋医商》，探索霍乱病医治方法。

- 道光七年（1827年），镇海柴桥（今属北仑区）开设"养正斋"药店，研制"养正水"眼药，颇负盛名。

- 道光间，舟山定海城内首办"存德堂"药店。

- 咸丰元年（1851年），"冯存仁堂"药店开设于宁波城中又新街40号，寓意"存济之心，赠仁于众"。

- 咸丰、同治间（1851—1874年），宁波中药业发展较快，有聚兴、懋昌、源长、慎德堂等药行50余家集聚砌街，因改称药行街，北京同仁堂、天津童涵春、上海蔡同德等老字号派员长驻宁波，从业人员500多人，资金500多万银元，宁波一度成为各地药材集散市场。

- 同治间（1862—1874年），余姚名医郑慎斋（生卒年不详，本书第二章有传略）的"寿明斋"创设于余姚城钱家弄，是为余姚城首家专科眼病诊所。他也是宁绍地区眼科的奠基人，总结出120种眼病证候的疗法，著有《眼科诊治歌诀》，重视外治，有传统外治眼药40余种，组方、配制独到，远销北京、广州等地。研制的"阳明眼药水"、"宝眼药"、"上清丸"等，由上海爱华药社销往全国。弟子有赵宰元、姜文明等，尤以姜氏兄弟为著。其徒于绍兴、上虞所开诊所亦名寿明斋眼科。

- 同治间（1862—1874年），镇海有药王会、纯阳会等中医同业组织。

- 光绪六年（1880年），镇海人顾心田等于镇海筹立公善局，内设医局，施医舍药，是为镇海最早医院，宁波知府宗源瀚撰《镇海公善堂记》。直至1940年日寇犯境停办，先后设义务门诊60年，受益甚众。

- 光绪十三年（1887年），余姚人邵友濂在余姚县署东建继善新公所，内设牛痘局等。

- 光绪二十二年（1896年），余姚名医姜文明在余姚城西街开设白兔眼科诊所。

- 光绪二十七年至二十九年（1901—1903年），甬上剧发喉痧，其症有发红痧，有不发红痧。慈溪人张和棻重刻陈耕道《痧疫草》，附以张绍修《白喉捷要》，按法施治，救人甚众。

- 宣统元年（1909年），王才扬等发起组成宁波中医学研究会。后因主持乏人，同仁星散。

中华民国

- 1913年，余姚名医胡瀛桥被选为神州医学会绍兴分会首任会长。

- 1919年，甬上名医范闻甫（即范文虎，本书第二章有传略）重建宁波中医学研究会。1927年经吴涵秋（本书第二章有传略）等承续，发展为鄞县中医协会，次年更名为宁波中医协会，旧宁属各县慈溪、镇海、奉化、象山之中医相继入会，会员300余人。1930年，改称鄞县中医协会，以鄞县中医为限，会员251人。1931年8月，改称鄞县中医公会，会员360余人，由会员大会选举执行委员、候补执行委员、检查委员、候补监察委员，并制订《鄞县中医公会章程》。

• 1920年，慈溪名医张和菜（1856年生，本书第二章有传略）卒。张氏初在宁波行医，后至上海行医，专治伤寒、时疫、喉痧、脚气等流行病，名闻遐迩。尤以妇科劳损诸症见长。著有《急治汇编》、《医语》、《医案》、《戒烟善后策》等。

• 是年，镇海名医张懋炽（1856年生，本书第二章有传略）卒。张氏内外科俱精，尤擅治喉症、痈疡。1880年聘任公善堂董事，首创义务门诊，长达40年，张氏主其事20年。

• 是年，会稽道尹王庆澜公开倡言取缔中医。宁波名医范文甫率中医界与之抗争而获胜。

• 1923年，四明志记药局开办，后为四明大药房。

• 1925年，姚北种植麦冬4000亩，年产麦冬2万担，为全省之冠。

• 1927年3月17日，余姚中药业职工会成立。

• 1927年，甬上霍乱流行，范文虎（本书第二章有传略）率弟子并召集同郡医界创办"防疫医院"，自任院长，活人甚众，造福一方。

• 据《宁波工商行政管理志》记载，1927年，宁波有药行64户，从业人员1400人，其中37户分别在川、鄂、陕、港、粤、京、津、赣、皖、滇、黔等地设庄办货，年最高营业额达950万银元。

• 1929年，国民政府中央卫生委员会通过《废止旧医以扫除医药

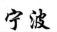
卫生之障碍》提案，宁波中医协会同全国中医界一道奋起抗争，并推代表王宇高、吴涵秋、董廷瑶等出席全国中医药团体代表大会，起草发布《根本推翻中卫会决议旧医登记原则及力图发展中医中药案》的万言书，又赴南京请愿，促使当局撤销提案，终获胜利。

• 《鄞县志》"卫生编"载，1930年，鄞县全县经过登记的中医有230人，其中师授113人，世传87人，儒医29人，医校毕业生1人，分别从事内、外、眼、儿、女、伤、喉、针灸、痘瘩科等专业。

• 1931年，余姚浒山（现属慈溪市）名医胡瀛峤（1845年生，本书第二章有传略）卒，胡氏为余姚"寿明斋眼科"郑慎斋之二弟子，得郑氏真传，方药、刀针兼施不拘，配有外治眼药40余种，疗效显著。1913年，被选为神州医学会绍兴分会首任会长，筹资续办《绍兴医药学报》，晚年在绍兴开设"寿明斋眼科病院"，亲授医术，至老不倦，门生遍布江浙。著有《应验良方》。

• 《宁波通史》载，1934年，宁波中药业、参燕业发展到197家，遍及城乡各地，"寿全斋"、"冯存仁"等均为当时著名的中药号。

• 1934年，镇海中医师工会成立，会员30余人。同年，镇海柴桥养正斋中药店申请注册"灵芝牌"眼药水。

• 1935年，奉化名医王宇高在宁波创办开明学馆，以中医学与古文学授徒。

• 1936年，鄞县名医范文虎（1870年生，本书第二章有传略）卒，葬鄞西桃源乡芙蓉山麓，张原炜撰墓志铭，钱罕书丹（详见本书第四章）。治病斟酌古今，好用竣剂，处方出人意外，屡获奇效。行医40余年，受业50余人。工诗文，擅书，甬上士林誉其医理、诗文、书法为"三绝"。卒后所置医书入藏天一阁，有《外治秘要》等。

- 1937年7月，由宁波药材行业捐资，甬上名医吴涵秋（本书第二章有传略）会同王宇高（本书第二章有传略）、庄云庐、钟一桂（本书第二章有简介）等发起创办宁波国医专门学校，教学以中医经典为主要内容，学员60多人。创甬上中医办学校、中医与西医结合的先例。半年后因日机轰炸甬城而被迫停办。

- 1939年，象山县中医学会成立，会员58人，郑鼻峰任理事长。1946年解体。

- 30年代，鄞县佛教会创办国医施诊所，仅1934、1935两年，就诊治病人16502人。

- 1940年，象山名医郑鼻峰、刘雪航在僧传常支持下创办中德医院，有医务人员16人，病床20张，1948年停办。

- 《宁波通史》载，1941年，宁波城区中药店减为49家，从业人员340人，1946年降至42家，从业人员315人。

- 1946年，象山县中医师公会成立，会员93人，1949年解体。

- 1947年，定海中医师公会成立，会员41人，理事长李永年。

中华人民共和国

- 1949年底，全市有中医人员360人，其中老市区112人。

- 1952年10月，余姚县举办中医师进修班，全县60%中医师参加。

- 1953年，贯彻中共中央关于保护中医指示，各医院、卫生院相继开设中医科。

- 是年，定海县从宁波析出，另成立舟山专区。

- 1956年，鄞县名医曹炳章（1877年生，本书第二章有传略）卒。曹氏精内、妇、儿科，尤擅喉疹。参与创建医药学研究社等，编辑《绍兴医药学报》等。1929年参加全国医药团体总联合会声援大会，反对"取缔中医案"。次年参加中央国医馆成立大会，推为名誉理事。建国后，将所藏医籍献给国家。著有《喉痧证治要略》等8种。校订《潜斋医学丛书十四种》等7种。主编《中国医学大成》，选辑珍本、善本医著及自撰医药论著365种。

- 1958年，宁波市举办三年制中医培训班，培训50人。

- 1962年至1965年，举办甲、乙、丙三个中医班，培养42人。

- 1967年，鄞县名医陆银华（1895年生，本书第二章有传略）卒。名医陆士逵后裔，以武道、伤科传家，时称"浙东第一伤科"。20岁始自立开诊，除承祖传独特整骨复位术外，结合膏、丸、汤、散秘方，于头部内伤、泌尿系损伤、骨折医治均有发展。著有《陆银华治伤经验》等。传业者分布于上海、宁波等地。

- 1968年，鄞县名医周岐隐（1897年生，本书第二章有传略）卒。世代业医，20岁学医于慈溪名医张和菜，先后在宁波等地行医。建国后聘为浙江省中医研究所顾问，编纂《浙江历代名医录》。精通伤寒学，著有《伤寒心解》等。

- 是年，慈溪籍名医叶熙春（1881生，本书第二章有传略）卒。早年师从名医，研考典籍，医术大进。先后行医于余杭、上海等地，精通内科、妇科，对外感时症、内伤虚痨、痰饮、鼓胀诸病均有独到之处，蜚声浙北。集资创办杭州广兴中医院（今杭州市中医院前身），历任浙江中医院主任，浙江省第一届人民代表，浙江省卫生厅副厅长，第一、二、三届全国人民代表大会代表。著有《叶熙春医案》。

- 是年，宁海名医严云（1898年生，本书第二章有传略）卒。1924年任上海四明医院主治医师，后参与创办上海中国医学院。新中国成立后历任中华医学会上海分会执行委员兼秘书长、上海市中医文献馆馆员。行医50年，著有《汤头歌诀续集》等。

· 1972年，宁波名医姚和清（1889年生，本书第二章有传略）卒。姚氏擅治眼科，1935年至沪设诊。1956年受聘于卫生部中医研究院，1958年任上海市六院中医眼科主任，兼任华东医院、铁路中心医院眼科顾问。善针拨白内障，一针复明者不可数计。著有《眼科证治经验》。

· 1973年，镇海名医钟英（1897年生，本书第二章有传略）卒。三代以医名。钟氏精内科、妇科，兼理儿科，尤擅长治疗温热病。1937年与吴涵秋等创办宁波国医专门学校。1955年任上海传染病医院中医科主任等，有多篇医学论文发表。

· 是年，慈溪籍名医陈道隆（1903年生，本书第二章有传略）卒。14岁时入浙江中医专门学校，毕业后在杭州行医，善治湿病，有伤寒专家之称。1937年迁居上海行医。新中国成立后被聘为广慈医院（今瑞金医院）、华东医院中医顾问。著有《伤寒临床介绍》等。

· 1977年9月，宁波市中医院成立。

· 1978年9月25日，余姚中医院建成，10月1日开诊。1983年改名为余姚县中医院，1985年8月改名为余姚市中医医院。

· 1978年10月，宁波市中医学会成立，会员601人。

· 1979年至1982年，宁波卫校承办三年制中医大专班与五年制中医学徒班，培养各科毕业生90人。

· 是年，甬上名医吴涵秋（1900年生，本书第二章有传略）卒。学医于范文虎。1925年在宁波开设诊所，1937年参与创办宁波国医专门学校，任校长。1942年移居上海，历任四明医院、第十人民医院、第十一人民医院中医师，并任上海中医学院、曙光医院院长等职。

- 1981年10月，奉化县中医学会成立。

- 1982年，余姚名医许勉斋（1900年生，本书第二章有传略）卒。许氏毕业于浙江中医专门学校，后执教于浙江医学院、浙江中医学院。所著有《勉斋医话》，对肾炎有独到研究。另著有《病理学》等。

- 1983年，浙江省人民政府公布第一批浙江省名中医，宁波有：钟一棠（市中医院）、张沛虬（市中医院）、赵炯恒（余姚县中医院）。

- 1984年，奉化名医王宇高（1897年生，本书第二章有传略）卒。1925年在宁波设诊所，1927年任宁波中医学研究会（后改名为宁波中医协会）主任，主编《中医新刊》，1929年参加全国中医药团体代表大会，选为总会执行委员。1931年任中央国医馆编审，1935年创办开明学馆，1937年参与创办宁波国医专门学校。1956年后任浙江中医药研究所文献室负责人、《浙江中医杂志》编委。著有《珠岩斋文初稿》等。

- 1985年2月8日，象山县中医医院成立，郑鼻峰任名誉院长。

- 1986年9月，宁海县中医医院建成，10月1日开诊。

- 1987年6月，奉化县中医院成立，1988年1月开诊，同年10月改名奉化市中医医院。

- 是年，慈溪名医魏长春（1898年生，本书第二章有传略）卒。21岁起在慈溪孝中镇行医，1957年聘为浙江中医院副院长。治学严谨，熟谙经典，选药精当，疗效显著。80岁后仍坚持临床和教学，著有《魏长春医案》等多种。曾任浙江省政协常委、中华全国中医学会浙江分会副会长。

- 1990年5月，宁波市镇海区中医医院创建。

- 1991年，人事部、卫生部、国家中医药管理局公布第一批全国中医药专家学术经验继承工作指导老师，宁波有：钟一棠（市中医院）、张沛虬（市中医院）、赵炯恒（余姚市中医院）。

· 1992年，慈溪市中医医院创建。

· 1996年，浙江省人民政府公布第二批浙江省名中医，宁波有：叶海（市中医院）。

· 1997年，浙江省人民政府公布第三批浙江省名中医，宁波有：洪善贻（市中医院）、黄志强（市一院）、赵国仁（奉化中医院）。

· 同年，人事部、卫生部、国家中医药管理局公布第二批全国中医药专家学术经验继承工作指导老师，宁波有：叶海（市中医院）。

· 1998年，浙江省人民政府公布第四批浙江省名中医，宁波有：王晖（市中医院）、王明如（市一院）、张迪蛟（慈溪二院）、张谟瑞（奉化溪口医院）。

· 2000年12月，宁波市海曙区中医医院创建。

· 是年，鄞县名医董廷瑶（1903年生，本书第二章有传略）卒。中医世家，弱冠独立应诊。抗战避难迁沪，悬壶上海，专擅幼科，名闻遐迩。1959年晋升为沪上首批主任医师之一。历任静安区中心医院中医科主任、上海市中医文献馆馆长、上海中医药大学客座教授、上海中医药研究院专家委员会名誉委员。行医70余年，被尊为当代中医儿科泰斗。著有《幼科刍言》、《幼科撷要》等

· 是年，余姚名医赵炯恒（1914年生，本书第二章有传略）卒。受业于吴涵秋，又至苏州国医研究院学习，毕业后任教宁波国医专科学校，1956年调至余姚市人民医院中医科，1978年调余姚市中医院，任副院长、院长、名誉院长。从医60余年，精于中医内、妇科，晚年以内科为主，医名斐然。曾任浙江省中医学会会长。1983年被评

为首批浙江省名中医，1991年被评定为首届全国中医药专家学术经验继承工作指导老师。著有《晚馨斋临床浅得》等。

· 2001年，浙江省人民政府公布第五批浙江省名中医，宁波有：陈学达（鄞州医院）、沈力（市二院）。

· 是年，宁波名医傅方珍（1915生，本书第二章有传略）卒。傅氏24岁毕业于上海中国医学院，开始独立行医，求师足迹遍及浙、川、鄂等地。1955年调至中医研究院西苑医院，一直从事中医妇科的医疗、科研、教学等工作，对妇科病诊疗有独到之处，著有《医宗金鉴·妇科心法要诀释》。

· 2002年，人事部、卫生部、国家中医药管理局公布第三批全国中医药专家学术经验继承工作指导老师，宁波有：王晖（市中医院）、洪善贻（市中医院）、黄志强（市一院）。

· 2007年10月，宁波市北仑区中医院创建。

· 2008年，浙江省人民政府公布第六批浙江省名中医，宁波有：董幼祺（市中医院）、崔云（市中医院）。

· 2008年，人事部、卫生部、国家中医药管理局公布第四批全国中医药专家学术经验继承工作指导老师，宁波有：董幼祺（市中医院）。

· 2008年12月20日，宁波（鄞州）明贝堂中医药博物馆开馆。

· 2008年底，全市有中医类执业医师2139人，执业中医师1880人（其中正高103人，副高373人），执业助理中医师259人。

· 2009年4月，宁波市人民政府公布宁波市名中医：董幼祺（市中医院）、崔云（市中医院）、王邦才（市中医院）、周建扬（市中医院）。

· 2009年5月，宁波市中医院新院落成，7月开诊。

· 是年，甬上名医张沛虬（1916生，本书第二章有传略）卒。张沛虬1938年毕业于上海新中国医学院。1957年筹建宁波市苍水联合诊所，并任所长。1977年参与筹建宁波市中医医院，任副院长。1982年被省人民政府命名为省名老中医。1990年被国家中医药管理局批准为全国500名老中医药专家之一。著有《痹病论治学》等。

· 2010年3月2日，宁波市人民政府公布《关于扶持和促进中医药事业发展的意见》。

· 2010年5月3日，慈溪籍名医裘沛然（1913年生，本书第二章有传略）卒。裘氏毕业于上海中医专门学校，先后在宁波、上海开诊。1958年起任教上海中医学院，历任中医基础理论等教研室主任、博士研究生导师、学院专家委员会主任、《辞海》副主编兼中医学科主编、国家科委中医组成员、卫生部医学科学委员会委员、国医大师。先后发表"伤寒温病一体论"、"疑难病症治疗八法"、"关于中医学术构建的基本思想"、"发展中医学的'中医特色，时代气息'方针"、"'中医可持续发展'战略"等。长期从事中医教育和中医理论、中医临床研究，在中医基础理论、各家学说、经络、伤寒温病、养生诸领域颇多见解，为培养中医人才殊多贡献。主持编写《中国医学百科全书》中医卷等30余种著作。

· 2011年9月23日，美国拉斯克奖将2011年临床研究奖授予中国中医科学院终身研究员、宁波人屠呦呦，以表彰她"发现了青蒿素——一种治疗疟疾的药物，在全球特别是发展中国家挽救了数百万人的生命"。这是中国科学家首次获得拉斯克奖。

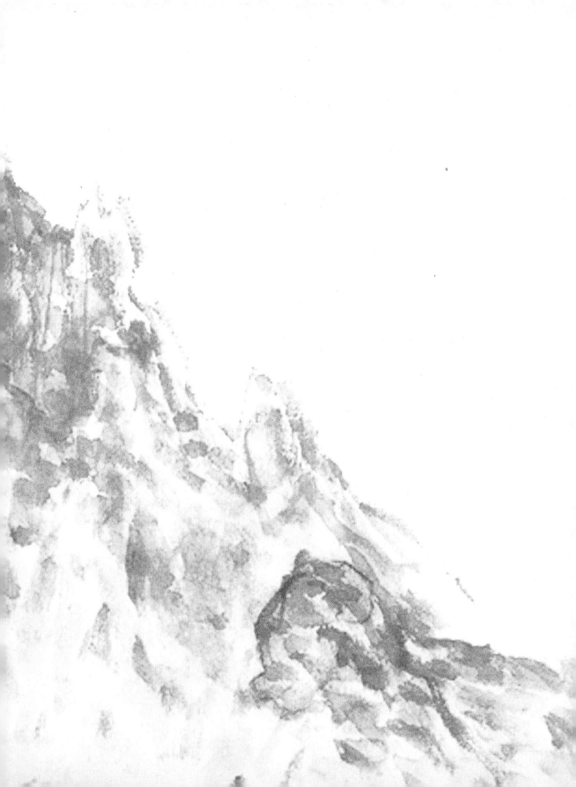

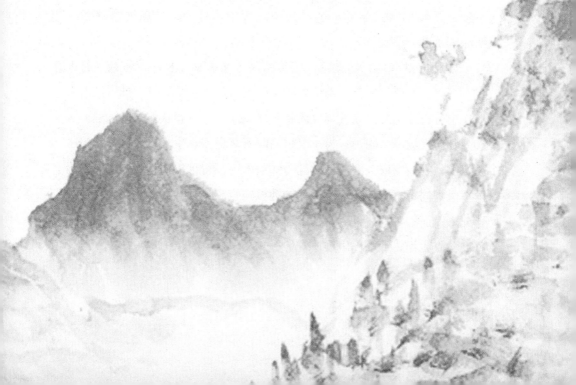

NINGBO
ZHONGYIYAOWENHUAZHI

第一章

宁波历代名中医
传略、简介

第一节　名医传略（以生年为序）

虞翻（164—233年），字仲翔，三国余姚人。少好学，有傲气。初为孙策功曹，孙策欲取豫章（今江西南昌），翻自荐前往游说，使孙策不用兵而领其地。又留守会稽，孙策数次往访，待以友礼。策好游猎，翻谏止。后任富春（今富阳市）长，孙策死，诸长吏拟离任地前往吊唁。翻恐地方有变，留原地行丧，为诸县仿效。曹操招他为侍御史，不受。孙权即位，任为骑都尉。后数次犯颜直谏，被谪戍丹阳泾县（今安徽泾县）。性疏直不协俗，又屡次因酒失事，几遭杀戮，终被谪交州（今广州），10余年聚徒数百，讲学不倦，开岭南一代学风，卒于交州。唐李白诗云："地远虞翻老，秋深宋玉悲。"

虞翻出身《易》学世家，家传西汉今文孟喜《易》，将八卦与天干、五行、方位相配合，推论象数。所撰《易注》受同时人推崇，后人著作中有辑录阐发。尚著有《周易参同契注》、《春秋外国语注解》等10余种。《周易参同契》为东汉魏伯阳所著道家养生求长寿典籍，与中医有关。吕蒙图取关羽，以虞翻兼知医术，征得孙权同意后，虞翻作为随军医师同行。虞翻还不信神仙，孙权与张昭论及神仙，虞翻说："彼皆死人，而语神仙，世岂有仙人邪？"《三国志》有传。今余姚镇新建路旧称虞宦街，即虞氏望族遗迹。

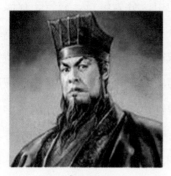

○虞翻画像

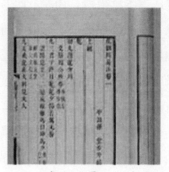

○虞翻《易注》书影

虞悰（435—499年），字景豫，南朝宋齐时余姚人。为虞潭五世孙。祖父虞啸父，官至尚书。父虞秀之，任黄门郎。悰于宋时任黄门郎，齐武帝萧赜始贫寒，悰常分赠财物，并请同车行。萧赜即位，悰累迁太子右率，祠部尚书。齐明帝立，称病不陪位。后转任给事中、光禄大夫、加正员郎。晓医术，善辨滋味好调饮食，和齐皆有方法。武帝尝光顾虞悰家请教菜肴食疗之道，谓其家之肴为太官鼎味所不及。武帝酒醉后，悰予醒酒方醒之。虞悰的醒酒药在历史上很有名，名叫"醒酒鲭鲊"，鲭鲊，即用鲭鱼制作的鲊。鲊，一种用盐和红曲腌的鱼。虞悰著有《食珍录》，是我国一部较早的食疗专著。《宋书》、《南史》有传。

陈藏器（687—757年），鄞县人，曾任陕西京兆府三原县尉。素好医道，专心攻研药学，尤喜读本草之书。《神农本草经》虽有陶、苏补集之说，初唐（659年）由朝廷颁布的《新修本草》虽载药844种，但遗逸尚多，且在成书后的几十年间，民间单方、验方又大批涌现，因此他广集诸家方书及近世所用新药，在开元二十七年（739年）

撰成《本草拾遗》10卷。此书就药物功用，分为解毒、破气、疗温、理风、主脾等数类，为后世中药按功用分类之起源。陈藏器对于《本草》搜罗幽隐，订绳谬误，于中医药学有承前启后的贡献。《本草拾遗》既吸收了众多的民间医学成就，也勇于实践，无论是理论还是临床应用都有自己的创见。其内容的丰富性和广博性，决定了陈藏器在医药学贡献的多方面性。是继《新修本草》之后唐代贡献最大的民间药物学专著。他最早提出了中医方剂学"宣、通、补、泄、轻、重、滑、涩、燥、湿"等"十剂"方剂分类法，为后世方剂学按功能分类奠定了基石。《本草拾遗》丰富了中药大家族的宝库，其新著录的药物产地广阔，自海滨到内陆，从汉族地区到少数民族地区，还大量记录了唐代的外来

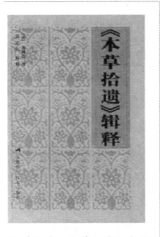

○陈藏器著《本草拾遗》书影

药物。陈藏器推动动物实验的进一步发展，尝试用动物实验方法观察偏食副作用。通过给骨折的六畜服用铜化合物，解剖验证铜对骨折的治疗功能，这是世界上最早的动物药理实验记录，是我国动物药理实验先驱。还提出"茶为万病之药"。明李时珍说："其所著述，博集群书，精核物类，订绳谬误，搜罗幽隐，自本草以来，一人而已。"美国加利福尼亚大学教授谢弗在《唐代的外来文明》中称赞陈藏器是"八世纪伟大的药物学家"。清代全祖望则称陈藏器"是为四明医学之初祖"。雍正《宁波府志》等有传。

日华子（生卒年不详），也称日华子大明，姓氏无考，鄞县人。好道术炼丹，谙药性，精于医。根据自己在浙江各地的实地考察和医

疗实践，约在五代吴越国钱镠天宝年间（908—923年）撰《日华子本草》20卷（后世也称《大明本草》），所收各药分别介绍正名、别名、性味、药效、主治、用法、七情畏恶、产地、形态、采收时月、炮炙等，尤以药性论述、药物炮炙记载之详为特色。宋《嘉祐本草》称是著"集诸家本草，近世所用药，各以寒温、性味、华实、虫兽为类，其言近用功效甚悉"。他的分类法自成一家。《日华子本草》总结了唐末五代的药学成就，内容丰富，学术价值较大，受到后世本草派的重视，与陈藏器《本草拾遗》相提并论，但日华子较陈藏器更注重本草的实用。现行高等医药院校教材《中药学》所收药物，其中有75味药参考过日华子资料。《日华子本草》早佚，今有1983年尚志钧油印辑复本流传。

臧中立（生卒年不详），字定民，毗陵人，宋元丰（1078—1085年）间客居鄞，善医，诊治如神，日求医者多达数十人。崇宁（1102—1106年）中，宋徽宗皇后病重，诏求良医。定民应诏至京。诊之，帝问何症，对曰："脾脉极虚，殆呕泄之故。"作楚和药以进。曰："服此得睡，为效。"至夜半，果思粥食。不一月痊愈。徽宗赐宅臧中立于明州城之南湖，曰迎凤坊（其地在今海曙区迎凤街）。子孙均承其医术行世。三子臧师颜为明州医学助教，医术高超，得到州学教授游觉民、明州知府楼异的推荐："艺业优长，治疗有效，在学十年，所有劳绩"，准任翰林祗侯，后累赠从义郎。孙臧宾卿（1109—1163年）亦补翰林医学，任为医痊。后裔臧应福，迁居鄞西桃源乡向明街（今鄞州区横街镇），承家传以医术应征为庆元医学提领。应福子亦承家传以医济世。元戴表元《臧氏家集序》云："吾州臧氏……清纯自持，纯甚者业医。闻其先人世精医，医全活人不可计，故天报之以贤子孙云。"直至宋末，臧氏仍有子弟学习家传医学。清《桃源乡志》有传。

滑寿（1304—1386年），字伯仁，一字伯本，号撄宁生，元末明初从河南襄城迁居余姚。生性警敏，工文辞。学医初从王居中攻《素问》、《难经》。《素问》虽详而多错简，《难经》虽博亦多缺误，滑寿融会诸说，为之订误疏义。复取张仲景、刘守贞、李明之诸家所长，医术锐进。尝谓"道莫大于医，医莫先于脉"，撰《诊家枢要》。后

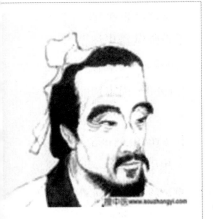

○滑寿画像

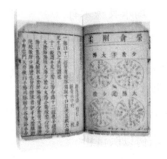

○滑寿著《难经本义》书影

从高洞阳学针灸，尽得其术，创立一套针灸理论，确定人体647个穴位。用针砭法治疗难产等多种病症。治疗中针灸药剂并用，辄奏奇效，世以为神，人争请之，"以得撄宁生一决生死为无憾"。在吴地人知"伯仁氏"，在鄞地人称"撄宁生"。内科诊治精于诊而审于方，治愈沉疴痼疾甚众。亦长妇科。采《素问》、《灵枢》之经穴专论，著《十四经发挥》，后成为日本针灸取穴依据。提出对早期麻疹患儿检查"口腔黏膜斑"进行诊断。尚著有《痔瘘》、《医韵》、《读伤寒论抄》、《撄宁生要方》、《医学蠢子书》、《医家引彀》等多种，其医学理论继承发展忽必烈《金兰循经》（已佚），影响后世较大。年70余行步矫健，好饮酒，容色如童孺，江浙一带家喻户晓。《元史》、《明史·方伎传》有传。今余姚龙泉山建有滑寿亭，余姚市区有滑寿路。

项昕（生卒年不详），字彦章，号抱一翁，元末永嘉人，徙居余姚。自幼研习医家经典，外大祖父家世业医，受其书读之。后以母病医误投药死，痛之，乃励志医术，又遍访名医陈白云、朱彦修、陆简静、葛可久、张廷玉等，医术锐进。行医40年，内、妇、伤、外科俱精，为人诊病，决生死，无不立验。足迹遍及庆元府及余姚等地，在鄞为庆元宣尉司都元帅府令史，在杭为肃政府书吏，在闽为行中书、橼行台，皆以医见辟诸贵人。著有《脾胃后论》，另撰《医原》若干卷，议论宏赡。喜辞章，善音律，工绘画，独以医显。戴良作《抱一翁传》，乾隆《余姚县志》有传。

吕复（生卒年不详），字元膺，晚年号沧州翁，其先河东人，至祖谦、祖约徙婺，再自婺徙鄞。生元末，卒于明初。年幼失父家贫，从师受经。因母重病求医问药，遇名医郑礼之，始从郑学医。得郑之所传医书，内多药方及药物色脉理论等书，吕复每每亲验之。搜罗医书，昼夜研读，医术大进，外出行医，"取效若神"。对《黄帝内经》、《素问》、《灵枢》、《本草》、《难经》、《伤寒论》、《脉经》等前代医书，都有精辟的辨析评论。对前代名医扁鹊、华佗、张仲景等，也有独到看法。曾被荐任仙居、临海教谕，台州府教授，均未赴。著有《内经或问》、《灵枢经脉笺》、《五色诊奇眩》、《切脉枢要》、《运气常变释》、《运气图说》、《养生杂言》、《脉绪脉系杂著稿》等，后戴良筛选其中治疗效果显著的数十个范例，编为一部医案。其学问广博，医门外经史传纪、诸子杂家及天文地志、历算、兵刑、食货、卜筮、释老之书，皆精求熟玩。诗亦雄健苍古。无子，有女四，人以太仓公比之。《明史·方伎传》有传。

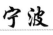 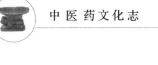
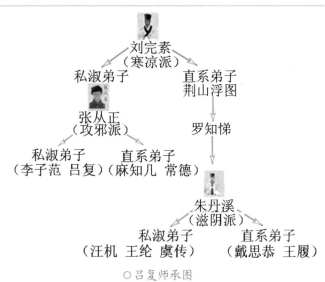

○吕复师承图

　　王纶（1453—1510年），字汝言，号节斋。先世居陕西铜川，五代时迁居浙江慈溪。出生于官僚家庭。成化二十年（1484年）举进士，历官礼部郎中、广东参政、湖广右布政使、副都御使、湖广巡抚。因父病而精医。王氏从政期间，私淑丹溪之学，并参合己见，坚持医事活动，进而形成自己的学术思想。著有《明医杂著》（6卷）、《本草集要》（8卷）、《医论问答》、《节斋胎产医案》、《节斋小儿医书》、《节斋医论》、《补阴丸论》等。王氏在医理上主张，"宜专主《内经》，而博观乎四子"。认为仲景、东垣、河间、丹溪四子之书"各发明一义"，博观乎四子之学，"斯医道之大全矣"。在《补阴丸论》中承袭丹溪养阴学说精华，并加以发挥，使滋阴学说更趋完善和切合临床。《明史》有传，称"士大夫以医名者，有王纶……精于医，所在治疾，无不立效"。天启《慈溪县志》曰："其原病定方，不规规泥古，

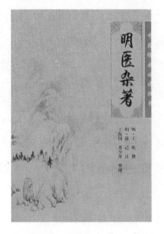

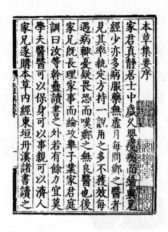

○王纶著《明医杂著》书影　　　　○《本草集要》书影

而卒不爽于古，论者以为丹溪复出也。"兄王经，进士，亦知医。

　　高武（1522—1566年），号梅孤，鄞县人。好读书，精研天文、律吕、兵法、骑射。嘉靖年间中武举，曾北上考察边塞防务，但不为当局所用。晚年专治医学，感于时医针灸诸多讹误，铸男、女、儿童三铜人，中设穴位，与人体丝毫不差。铜人中注水银或清水，用蜡封住穴位，针刺准确，水银或水便从针孔流出。首次正确区别了性别与未成年人穴位的差异，从而使临床取穴更为准确。著《针灸节要》（一名《针灸素难要旨》），节集《内经》、《难经》的针灸理论及相关内容阐明古代医家针灸疗病时立法之善，以溯其源。所著《针灸聚英》（一名《针灸聚英发挥》，收入《四库全书》）发《内经》、《难经》之要旨，取历代医家之经验，并据临床体会加以发挥而提出自己创

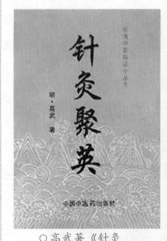

○高武著《针灸聚英》书影

见，以辨其流。另著有《射学指南》、《痘疹正宗》、《发挥直指》。其后有高士（本书后有简介），承其医术，著有《灵枢摘注》。

赵献可（1573—1628年），字养葵，自号医巫闾子，鄞县人。好学博览，除医之外，儒、道、释均有涉猎，曾游历于山西、陕西等地。在哲学思想上受《易经》影响较大。医学上遵从李东垣、薛己，属于温补学派，并有所发挥，主张肾间命门学说，与绍兴张景岳（创水火命门学说）同时著称于世。赵献可提出命门为人一身之主，而不是心，命门的水火即人的阴阳。其主张以"养火"为主，认为："命门为人身之君，养者既不知撙节，致戕此火，以致于病。治病者复不知培养此火反用寒凉以贼之，安望其生？"既然先天之火乃

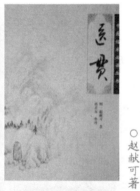

人生立命之本，故养生、治病莫不以此理一以贯之，因撰书，名《医贯》，突出阐发其"命门"学说。后游秦晋，著述甚多。其中医内科理论成就卓著。已故姜春华教授认为："赵氏命门学说想象力高，说得具体，其所提相当于现代医学之脑垂体与肾上腺皮质激素的某些功能。"由此可见，赵氏学说具有前瞻性理论价值。此外还著有《邯郸遗稿》（又名《胎产遗论》），论宗命门之说，认为月经与命门关系甚密，提出温阳法作为调经的一大法则，为妇科专著。另有《内经钞》、《素问注》、《经络考正》、《正脉论》、《二朱一例》等书，皆失传。康熙《浙江通志·方技》、乾隆《鄞县志·艺术》有传。其子赵贞观（本书后有简介）亦精医学，辑有《痘疹论》一书。

高斗魁（1623—1670年），字旦中，号鼓峰，鄞县

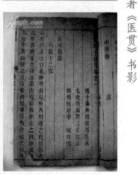

○赵献可著《医贯》书影

人。出身名医世家，高武（本书前有传略）后裔。为明
末县诸生，明亡后在宁波、石门等地行医，与吕留良往
来甚密。精通医理，治病多奇效，用药偏于温补，扶正
祛邪，为清初浙江名医之一。任侠好义，于遗民罹难
者破产营救。"游杭，见舁棺者血沥地，曰：'是未
死。'启棺，与药而苏。江湖间传其事，求治者无宁
晷。"与黄宗羲兄弟往来密切。著有《四明心法》、
《四明医案》、《吹毛编》等。卒后黄宗羲撰墓志铭
（详见本书第四章）。《清史稿》有传。

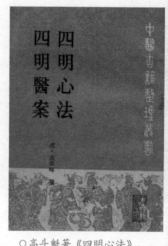

○高斗魁著《四明心法》、
《四明医案》书影

徐国麟（生卒年不详），字遂生，号旭窗，清
初鄞县人。年二十通经史百家之学。时逢丧乱，负年
迈之母以逃，遇贼感其孝而不加害。让田舍于兄国凤，
独奉母抚弟国蛟，兄不能守，复迎养之。以母多病，尽力于医。久之，医名满大江
南北，就诊者满户外，能决生死于3年之外。医著甚多，有《内经选
要》、《素问抄注》、《论脉指南》、《伤寒典要》、《类方选隽》、
《古方八阵》、《重定新方八阵》、《海外验方》、《本草摘方》、《内
科新法》、《虚痨金镜录》、《外科别传》、《重定妇人规》、《育嗣
宗印》、《剪红真髓》、《治痘新传》、《幼科慈筏》、《眼科全书》、
《历代名医选案》、《轩岐学海》、《运气便览注》等。善饮，兼工
诗。卒后学者私谥元修先生。

柯琴（1662—1735年），字韵伯，号似峰，清初慈溪人。后迁居
虞山（江苏常熟）。博学多闻，能诗善文，同辈皆以大器期之，科举失
败、明清鼎革后矢志医学，不涉仕途。曾游学京师，后到江苏闻叶桂
盛名，遂于虞山（今江苏常熟）闭门学医。读《内经》、《伤寒论》

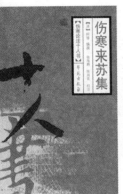

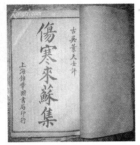

○柯琴著《伤寒来苏集》书影

颇具心得。著医书及整理注释之典籍颇丰。撰《内经合璧》，多所校正，书佚不传。另有《伤寒论注》4卷、《伤寒论翼》2卷、《伤寒附翼》2卷，后人汇为《伤寒来苏集》。尝谓："仲景之六经，为百病立法，不专为伤寒一科；伤寒、杂病治无二理，咸归六经之节制，六经各有伤寒，非伤寒中独有六经。"因而采用六经分篇，以证分类，以类分方之方法，对伤寒及杂症，据六经加以分类注释，使辨证论治之法更切实用，且说理明晰，条理清楚，是继元代王好古之后采用六经分类归纳某些杂症有独特见解之医家。对后世有较大影响。《清史稿》有传。

周文楷（生卒年不详），清朝雍正乾隆年间医学家，鄞县人，字崇仁，晚号苏园。民国《鄞县通志》记载周文楷"以善治带下称于里中，妇女就视者，日必满座"。乾隆六年（1741年），因友人邀请，乘船携药前往台湾，路途遇大海风暴突袭，漂泊到菲律宾吕宋岛，在那里行医谋生，医名哗然。菲律宾国王病重久治不愈，周文楷诊治数日痊愈，深得国王器重。岁末搭乘商船归，复遇礁石船坏身溺，为吕宋商船所救，后被国王盛情挽留，定居吕宋。晚年方归里。周文楷以妇科闻名于世，促进了中国和东南亚的医学、文化交流，扩大了中国传统医学的影响力。他把中医药学传到了菲律宾，为中菲人民的友谊谱写了新篇章。

陆士逵（生卒年不详），字鸿渐，清中叶人，原籍慈溪，迁居宁波。幼与群儿角艺伤臂，求治得愈，遂师事之，尽得其术。后入少林学武，兼习伤科。精通武艺，练武养功。壮年漫游北方，交结奇技异能之士，学到众多治伤秘方。回宁波后以伤科为业，专医损伤骨折，擅长对跌打损伤以手法、外敷、内服之救治。以多味中药首创"麻药水"，自制各种丸散膏丹，疗效显著，医名甚佳，子孙后代继承其衣钵，遂被人们称为世家，誉为浙东第一伤科。所著《伤科》一书总结一生治疗伤损经验，详述跌打损伤、头颅外伤、内脏挫伤、刀伤、破伤风之治法及皮伤缝合法、脱臼复位法、骨折整复及夹板固定法等。又考证各经典医籍而撰《医经通考》。陆士逵是宁波陆氏伤科的创始人。

郑慎斋（生卒年不详），同治间（1862—1874年）余姚人，医技精湛，以治疗目疾扬名于浙东，所创设的"寿明斋"设于姚城钱家弄，是近代姚城首家专科眼病诊所。他也是宁绍地区眼科的奠基人。郑慎斋常说："医者务以济世为宗旨，贫苦仆役辈尤宜关怀……"总结出120种眼病证候的疗法，著有《眼科诊治歌诀》，弟子有赵宰元、胡瀛桥、时乐成、徐德新、姜文明、姜济明等，尤以姜氏兄弟为著。研制"阳明眼药水"、"宝眼药"、"上清丸"等，由上海爱华药社销行全国。其徒于绍兴、上虞所开诊所亦名寿明斋眼科。寿明斋眼科重视外治，有传统外治眼药40余种，其组方、配制有独到之处，远销北京、广州等地。

胡瀛峤（1845—1931年），余姚浒山（现属慈溪市）人，是清同治年间余姚"寿明斋眼科"创始人郑慎斋的传人，胡瀛峤为郑之二弟子，深得郑氏真传。光绪年间，胡瀛峤曾宦游江苏，出任府同知，因不堪忍受官场龌龊，不久便弃官回乡，与兄长在绍兴合营"胡源源灰栈"，并用所得盈余，创办"存仁施医局"。胡瀛峤在医术上吸收"寿明斋"的传统疗法，方药、刀针，兼施不拘，并配有传统外治眼药40余种，治疗效果显著。1913年，被推选为神州医学会绍兴分会第一任会长，立志大众医学的普及，筹资续办《绍兴医药学报》，并担任报社理事。《绍兴医药学报》发行到全国，远至檀香山、槟榔屿等地。晚年出资在绍兴五云门外散花亭开设"寿明斋眼科病院"，并亲授医术，至老不倦，其门生遍布江浙各地。著有《应验良方》。

张和菜（1856—1920年）字性如，号莘墅，后改名禾芬，清末慈溪人。贡生，两次应乡试不中，改而钻研医学，博闻强记，医理锐进。初在宁波行医，后至上海行医，专治伤寒、时疫、喉痧、脚气等流行病，名闻遐迩。尤以妇科劳损诸症见长。善用经方，曾曰："病无定式，法莫拘泥，效者为当。"著有《急治汇编》、《医语》、《医案》、《戒烟善后策》等。

张懋炽（1856—1920年），号纯粹，镇海人。早年从祖父习医，复受业同乡郑门，内外科俱精，尤以治喉症、痈疡著称。遇贫病，每免收医金，且赠药物，重症则登门诊治，人皆称颂。1880年受聘为公善堂董事，延请名医，首创义务门诊，长达40年，张懋炽主其事20年。1915年，公善堂毁于火，张懋炽奔走筹复，一年后建成，更名公善医院。1941年日军入侵镇海，医院被迫解散。其子子平承其业，行医50余年。

范文虎（1870—1936年），原名赓治，字文甫，后改名文虎，鄞县人。20岁为县学附贡生，因直言无讳，被取消附贡生资格，遂绝仕进，移志医学。初从其父范邦周学疡伤外科，后游学扬州，遇一高僧，得传疡伤外科秘方及针灸医术。复潜心研读《黄帝内经》、《金匮要略》、《伤寒论》，吸取名家实践经验，医术锐进。治病斟酌古今，好用竣剂，处方常出人意外，一方用药多至五六味，少则一二味，屡获奇效，因是医名日著，浙东民间至今尚传其诊治奇例甚多。1919年发起成立宁波中医学研究会，任会长。1927年，宁波霍乱流行，于大沙泥街开设中医时疫医院，自任院长，带10余门人巡视病房，又到船埠分发防疫药方，救治病人众多。性怪僻，言行背常，自称"鄞西古狂生"，人称"范大糊"（意呆傻），曾以"但愿人皆健，何妨我独贫"作新年门联，又书"范太公在此百无禁忌"语贴客堂壁。于贫病求医者不收诊费，方笺加盖私章，嘱至某药店取药。自奉节俭，行医40余年，家无余资。重视培养中医人才，先后受其业者50余人，多有所成。性好读书，涉猎经史百家。工诗文，擅书法，甬上士林誉其医理、诗文、书法为"三绝"。卒后所置医书入藏天一阁，有《千金要方》、《伤寒来苏集》、《外治秘要》等眉批本20余种遗世，弟子整理出版有《外科纪录》、《范文虎医案》、《范文虎学术经验专辑》、《范氏医案征求稿》等，另有诗稿一册。

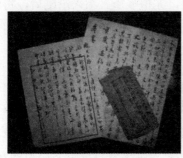

○范文虎手迹

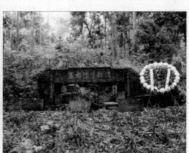

○范文虎墓

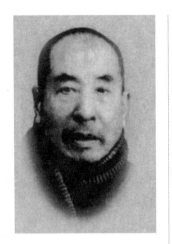

○曹炳章

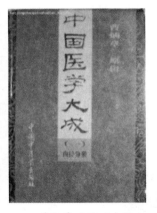

○曹炳章主编《中国
医学大成》书影

曹炳章（1877—1956年），字赤电，又名彬章、琳笙，鄞县人。14岁随父显卿迁居绍兴，进中药铺学业。清光绪二十二年（1896年），从方晓安学医7年。光绪三十四年，与何廉臣等创组绍郡医药学研究社，编辑《绍兴医药学报》。民国二年（1913年），又与何廉臣创设和济药局，刊行《医药学卫生报》。民国十六年，任《绍兴医药月报》编辑。民国十八年，赴上海参加全国医药团体总联合会的声愿大会，反对"取缔中医案"。民国二十年，赴南京参加中央国医馆成立大会，推为名誉理事。同年9月，筹组绍兴县国医公会，任常务主席。提出"统一病名"及编印"中医处方新衡旧称对照表"等，得到医药界好评。新中国成立后，被特邀为绍兴市各界人民代表会议协商委员会代表，从珍藏30余年的医籍中，选出善本百余种献给华东卫生部，部分著作手稿呈献卫生部中医研究院。1956年，被浙江省卫生厅聘为《浙江中医月刊》名誉总编辑，不幸病卒。精内、妇、儿科，尤擅喉疹。绍兴沦陷后，将藏书运往僻乡，免落入日寇之手。为抵制日产仁丹，与诸名医联合研制成"雪耻灵丹"。民国十八年（1929年）后，除门诊、出诊外，专心著述，出版有《喉痧证治要略》、《秋瘟症治要略》、《瘟痧证治要略》等8种。补注、批校、增订有《潜斋医学丛书十四种》、《慎斋遗书》等7种。主编我国规模最大的《中国医学大成》，选辑历代珍本、善本医著及自撰医药论说计365种，惜因战乱，刊印未半即停。存稿有《霍乱症治要略》等5种。

叶熙春（1881—1968年），名其蓁，字熙春，祖籍慈溪，迁居钱塘（今杭州），早年从名中医莫尚古习医，研考医学典籍，深得其旨。随师临诊，虚心好学，不数年即能独立行医。晚清名医姚梦兰见叶年少有志，延其侍诊二年，得传心要，医术大进。初行医于瓶窑镇，后悬壶于余杭镇木香弄。名诊室为"问苍山房"，以治病救人，问心无愧自勉。诊治之余，博览群书，治学严谨，对金、元、明、清医学家学说兼收并蓄，冶于一炉，又吸收现代医疗技术，参考民间验方，取长补短，自成一格；识症遣药，自出机杼。治病注重卫气营血与六经结合，辨证施治，处方丝丝入扣，出险入夷。精通内科、妇科，对外感时症、内伤虚痨、痰饮、鼓胀诸病均有独到之处，蜚声浙北。1929年，至上海行医，接连治愈若干疑难绝症，名声益振，江、浙、皖诸省慕名求医者亦众。1946年得知余杭县建立卫生院，即解囊相助。1952年，与名老中医史沛棠等发起集资创办杭州广兴中医院（今杭州市中医院前身），出任中医门诊部主任。后

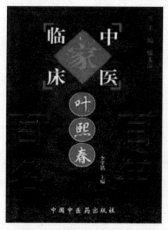

○《中国百年百名中医临床家丛书·叶熙春》书影

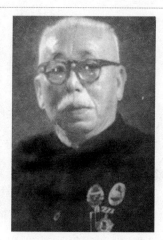

○叶熙春

又任浙江中医院主任、顾问等职。1954年当选为浙江省第一届人民代表，并任浙江省卫生厅副厅长。1956年被选为第一届全国人民代表大会代表。后连任第二、三届全国人民代表大会代表。著有《叶熙春医案》。

姚和清（1889—1972年），字仁航，号承志，宁波人。早年从舅父学习中医眼科。宣统元年（1909年）在宁波行医，因治愈一失明20余年的患者，医名鹊起，求治者甚众。民国24年（1935年）至沪设诊，于眼科界颇有医名。1956年受聘于中国中医研究院，因水土不服1958年重返上海，就任上海市第六人民医院中医眼科主任，兼任华东医院、铁路中心医院眼科顾问。被选为上海市第二、三届政协委员。姚氏认为眼睛与脏腑息息相关，阴阳失调，脏腑偏胜，旁及自然界的变化，人事的变迁，外来影响等均为眼病之因。故临诊强调整体观，辨证论治，内外结合，表里兼施，每多奇效。姚氏兼善针拨白内障，一针复明者不可数计。所撰《针术治疗白内障初步小结》发表于《中医杂志》，

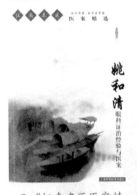

○《江南名医医案精选·姚和清》书影

转载于《中医学概论》，引起眼科界重视，予以推广。发表有《中医对原发性青光眼的认识与治疗》、《球后视神经炎及其萎缩的认识与处理》、《中药治疗麻痹性斜视病例报告》、《中医对角膜软化症的治疗》、《沙眼简易疗法》等。学术经验曾在《近代中医流派经验选集》、《海上医林》介绍。出版专著有《眼科证治经验》。子姚芳蔚（本书后有简介）传其业，曾任上海市眼科防治所所长。

陆银华（1895—1967年），又名延鋆。六世祖陆士逵（本书前有传略）始迁居鄞县江东百丈街（今属宁波市江东区）。以武道、伤科

传家，时称"浙东第一伤科"。早年承庭
教，习文练武，得祖传伤科秘技，又深研
名家叶天士、王清任之说。18岁时因巧用
腰力腿功一举治愈一渔民髋臼脱位，声名
大振。20岁始自立开诊，求医者甚众。整
骨上髎，手法娴熟，解病家痛苦于须臾。
北伐时，一度为上尉军官。北伐胜利后返
甬重操医业，治愈竹尖穿腹大出血内外

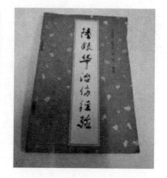

○《陆银华治伤经验》
书影

伤、眼球脱出眼眶、太阳穴破口出血及各
种骨折不可胜数。破除医术传子、媳不传女儿、外人的陈规，培养中医
伤科传人甚多。除承祖传独特整骨复位术外，又结合膏、丸、汤、散秘
方，于头部内伤、泌尿系损伤、骨折医治均有发展，自成一家。主张
"以气血为纲，三焦分治"，尝谓："心脑并论，治心为先"，"血溢
宜止勿迟疑，活血祛瘀紧相连，补肝益肾调气血，不碍脾胃惜后天"。
著有《陆银华治伤经验》等。其女儿陆云响（本章后有简介）等家人、
学生传其业者今分布于上海、宁波等地。

周岐隐（1897—1968年），字利川，号稚翁，浙江鄞县人。世
代业医，曾祖父周晃有医著《爱莲书屋医案》，收录于民国《鄞县通
志》。祖父周振玉，业医兼擅诗。父亲周颂清亦懂医。早年受父教，
20岁至上海学医于慈溪人张和菜，先后在宁波等地行医。新中国成立
后被聘为浙江省中医研究所顾问，编纂《浙江历代名医录》。精通伤寒
之学，曾取《古本伤寒杂病论》与当时流通本比类参互，录佚文，订讹
误，刊为《伤寒汲古》3卷（1932年）。另有《伤寒心解》（10卷）、
《温病条辨歌括选要》（1963年）。亦工诗，有《太白山房文存、诗

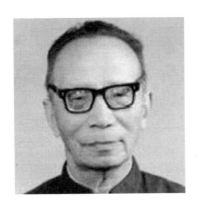

○周岐隐

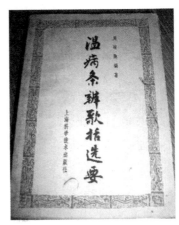

○周隐岐编著的
《温病条辨歌括选要》书影

存》等。

钟英（1897—1973年），字一桂，原籍镇海庄市梅堰村，迁居宁波。早年毕业于宁波甲种商校，因三代以医名，毕业后从父习医，精内科、妇科，兼理儿科，尤擅长治疗温热病。临床长于望诊，注重望目。强调防病须健身。1937年与吴涵秋等创办宁波国医专门学校。1955年任上海传染病医院中医科主任，有多篇医学论文发表。著作稿"文革"中被毁。

王宇高（1897—1984年），又名裕高，字式塘，奉化人。初业教，后改业医，1925年秋在宁波设诊所，1927年任宁波中医学研究会（后改名宁波中医协会）主任，主编《中医新刊》，1929年参加全国中医药团体代表大会，被选为全国中医药联合总会执行委员。1931年被聘为中央国医馆编审，1935年在宁波创办开明学馆，以中医学与古文学授徒。1937年与庄云庐、钟英等创办宁波国医专门学校，1939年加入国民党，曾任军事委员会委员长侍从室编纂员、教育部中医教育专门委员会委员等职。1945年后，任国民政府文官处编审兼国史馆协修。1949年初弃政从医，在宁波设诊所。1956年加入中国农工民主党，同年8月调至杭州浙江中医药研究所，先后任内科研究室、文献室负责人，《浙江中医杂志》编辑委员。著《珠岩斋文初稿》、《宋儒学案》等。

严云（1898—1968年），字苍山，号醉农，宁海人。自幼从父学医，卒业于上海中医专门学校。1924年任上海四明医院主治医师，后与秦伯未等共创上海中国医学院。新中国成立后历任中华医学会上海分会执行委员兼秘书长、上海市中医文献馆馆员。行医50年，门人甚多。著有《汤头歌诀续集》、《增补汤头歌诀正续集》、《疫痉（脑膜炎）家庭自疗集》等。其子严世芸（本书后有简介）曾任上海中医药大学校长。

魏长春（1898—1987年），字文耀，慈溪魏家桥（今属余姚三七市镇）人。1914年到桐乡石门湾天生堂药店当学徒，三年后回宁波问业于颜芝馨。21岁起在慈城开业行医，熟读中医经典著作，博采众长，医名渐显。1935年出版《慈溪魏氏验案类编初集》，1956年应聘至杭州，次年出任浙江中医院副院长。治学严谨，熟谙经典，善于汇通诸家，又吸取民间医药，遣方有道，选药精当，疗效显著。80岁后仍坚持临床和教学，尚著有《魏长春医案》等多种。校订有《范文虎医案》等。曾被选为浙江省人大代表、省政协常委、中华全国中医学会浙江分会副会长。

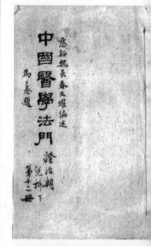

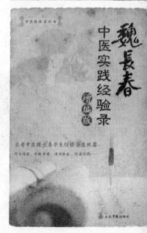

○魏长春医著

吴涵秋（1900—1979年），字朝绅，原籍上虞，早年师事宁波范文虎，学医8年。1925年在宁波开设诊所，曾倡中西医结合，疗效显著。1937年与庄云庐、钟英等创办宁波国医专门学校，自任校长，以培养中医人才。1942年移居上海，继续行医，历任四明医院、第十人民医院、第十一人民医院中医师，并任上海中医学院、曙光医院院长，上海中医学会常务委员等职。从医50余年，授徒50余人，其所办医专，为中医界输送了大批后继人才。吴氏善用经方，博采时方。用药善以峻剂起沉疴，擅治伤寒热症，又长于虚弱症之调理。吴氏受西医学影响，主张中西参合，取长补短，发展中国医药学。

许勉斋（1900—1982年），字勤勋，号半农，余姚人。1928年毕业于浙江中医专门学校，并在该校执教。新中国成立后曾任余姚县中医协会主席。1956年奉调至浙江医学院执教。后去南京中医学院全国中药师资班进修，毕业后任浙江中医学院内科教研室负责人。学识渊博，其所著有《勉斋医话》（一作《勉斋话医》），对肾炎颇有独到之研究。另有《病理学》抄本行世，尚有《景岳新方摘要歌诀》、《金匮方诀类编》等。工于诗词。

陈道隆（1903—1973年），字芝宇，慈溪人。幼年多病，立志学医。14岁时，正值浙江中医专门学校招收新生，规定18岁以上才可报考，他虚报4岁应试入学。1926年毕业，因成绩名列榜首，按规定被任命为该校附属医院院长。19岁被浙江大学聘为哲学系教授。不久，杭州流行疫病，陈氏除主

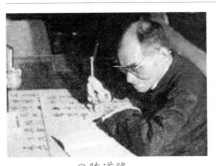

○陈道隆

持教学外，采用自拟处方，积极为病家诊治，治愈者甚多，医名大噪，即在杭州行医，善治湿病，有伤寒专家之称。1937年迁居上海行医。新中国成立后被聘为广慈医院（今瑞金医院）、华东医院中医顾问。著有《伤寒临床介绍》、《中医临证备要》、《陈道隆医案》等。

　　董廷瑶（1903—2000年），字德斌，号幼幼庐主。鄞县人，出身中医世家。15岁起受父亲教医经典籍及汉唐方书，精读《素问》、《灵枢》、仲景学说，继而各家学说。又遍访名师，博采众长。弱冠之年，父逝而继祖业，独立应诊，以其家学渊源，医术精湛，名闻江浙。抗战避难迁沪，悬壶上海，专擅幼科，名闻遐迩。1959年晋升为沪上首批主任医师之一。历任静安区中心医院中医科主任，上海市中医文献馆馆长、名誉馆长，上海市中医门诊部顾问，中华全国医学会上海分会儿科学中医儿科学会顾问，上海中医药大学客座教授，上海中医药研究院专家委员会名誉委员，静安区第三至第七届人民代表大会代表，上海市政协委员，农工民主党上海市委委员、顾问委员等职。从事中医70余年，学识渊博，医术精湛，医德高尚，救治危重病儿无数，被尊为当代中医儿科泰斗。1990年被聘为全国首批500位名老中医药专家学术经验继承导师之一。1991年荣获国务院特殊津贴及荣誉证书。1995年被评为上海市名中医。1996年市卫生局拍摄录像片《儿科泰斗》，以志业绩。著有《幼科刍言》及《幼科撷要》专著两本，前者获上海中医药研究院科研成果二等奖，后者获1993年上海市卫生局中医药科技进步三等

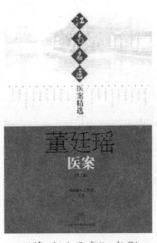

○《董廷瑶医案》书影

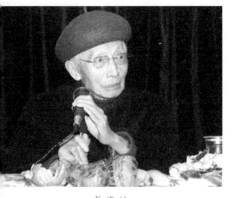

○裘裴然

奖。另发表论文近百篇。

裘沛然（1913—2010年），原名维龙，慈溪人。7岁入私塾，学古汉文，11岁就读于国学专修馆，师从施叔范。课余跟随叔父裘汝根学针灸学。1930年，考入上海中医专门学校。1934年毕业后先后在慈溪、宁波、上海就医。临诊之余，勤研中医学和历史、文学、哲学等。1958年任教于上海中医学院，成为新中国第一批中医教授。历任针灸、经络、内经、中医基础理论、各家学说诸教研室主任，博士研究生导师，学院专家委员会主任，《辞海》副主编兼中医学科主编，国家科委中医组成员，卫生部医学科学委员会委员，上海市政协常委，国医大师，上海中医药大学和上海市中医药研究院终身教授。发表"伤寒温病一体论"，提出"经络是机体联系的学说"及"疑难病症治疗8法"，提出"关于中医学术构建的基本思想"，提出发展中医学的"中医特色，时代气息"方针，并对"中医可持续发展"战略提出独到见解。医德高尚，悬壶济世。善治疑难杂病，长期从事中医教育和中医理论、中医临床研究，在中医基础理论、各家学说、经络、伤寒温病、养生诸领域颇多见解，为培养中医人才作出了贡献。主持编写《中国医学百科全书》中医卷、《大百科全书》传统医学卷、《中医历代各家学说》、《新编中国针灸学》等30余种著作。2005年，《裘沛然选集》获中华中医药学会科学进步一等奖。主编的《中国

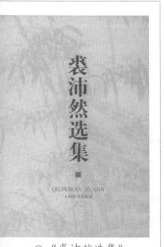

○《裘沛然选集》

医籍大辞典》2003年获第五届国家辞书奖一等奖，2006年获教育部科学技术进步二等奖。另著有《壶天散墨》、《人学散墨》等。

　　傅方珍（1915—2001年），女，宁波人。24岁毕业于上海中国医学院，开始独立行医，熟读《黄帝内经》、《伤寒论》等，吸收现代医学知识，曾专门进修西医两年，并精研西医《实用妇科学》等，求师学习足迹遍及浙江、四川、重庆、湖北等地。1955年奉调卫生部中医研究院西苑医院，后一直从事中医妇科的医疗、科研、教学等工作，对妇科的常见病、多发病以及疑难病症有独特的诊疗方法，尤其对不孕症、痛经、子宫内膜异位症、盆腔炎、习惯性流产、更年期综合征等疑难病的诊疗有独到之处，深受患者赞誉。傅方珍辨治妇科疾病以不伤脾胃为原则，临床并非拘于健脾益气一法，或抑肝扶脾，或釜底加薪，或滋水培土，或祛湿醒脾，辨证论治，达到祛病而不伤源的目的。数篇学术论文发表，并著有《医宗金鉴·妇科心法要诀释》。傅方珍为国家中医药管理局第一批师带徒指导老师。

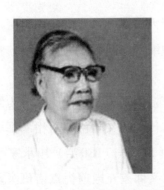

○傅方珍

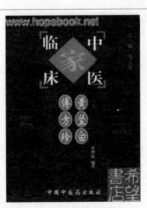

○《中国百年百名中医临床家丛书·黄坚白、傅方珍》书影

第二节 名医简介（宋至清，以行政区划及生年为序）

1. 宋代

僧奉真，号普济，鄞县人。善医，临床家，宋熙宁（1068—1077年）中名闻于东都。沈括《梦溪笔谈》载其医事，"奉真之为医也，其诊视之妙，不差铢分"。乾道《四明图经》有传。

僧元觉，奉真法传弟子，宋熙宁（1068—1077年）时在世。承师之医术，亦为临床家，有医名。

僧法宗，元觉法传弟子。能承师之医术，临床家，有医名。沈括《梦溪笔谈》有记。

僧了初，元觉法传弟子，能续师之医术，有医名。沈括《梦溪笔谈》有记。自奉真至了初，"相传盖三世，活人无虑千百数"。

僧通惠，住持鄞县姜山寺院，兼懂医道，能疗民之疾。

王作肃，号诚庵野人，鄞县人。为士而习医，博取前辈诸书凡数十家，增编《安阳治人书》22卷，楼钥为之序，行于世，今存。

温大明，世居南京，因高祖宦游四明，遂为鄞人。家世医，初得王承宣之传，其父随侍魏丞相入都城，遂以儒医名于时。淳熙（1174—1189年）初承家学续先业，遍游京师。曾任保义郎差充殿前提点诸班医药饭食兼和剂局监收买药材官。晚年历学请问四方名士海上良

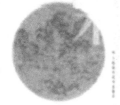

○温大明著《温隐居海上仙方》书影

法，著《温隐居海上仙方》1卷，今存。

高衍孙，鄞县人。曾为上虞令，嘉定（1208—1224年）中知昆山、嘉定，官至直阁，知处州。精岐黄，专脉学，撰有《脉图》1卷。高衍孙善养生，元袁桷谓："吾乡嘉定以后，故家之贤，独高使君衍孙……宅旁植水竹奇石。其食必按《本草》，其居必顺叙寒燠。"

魏岘，鄞县人。绍定（1228—1234年）初，官都大坑冶司，为忌者所讦，去职。居乡，讲修水利，督修它山堰，著有《四明它山水利备览》2卷。后官朝奉郎，提举福建路市泊。善医药，撰有《魏氏家藏方》10卷，自

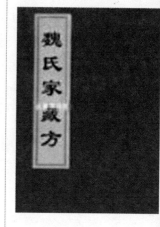

○《魏氏家藏方》书影

序云："岘自问仕以来，垂四十稔，愧无秋毫之善足以治民，又以素弱多病，百药备尝，因摭先太父文节公、先人刑部所录及岘躬试而效者，得方凡千五百有一，厘为四十一门，一十卷，集成一书，目曰《魏氏家藏》。不敢自奇，用锓诸梓，以广其传。"

潘殿直，鄞县人。擅外科治疗，曾被史源请去为其母医治背疽，诊断准确，处置有效。

史源，字文翁，一字建安，鄞县人。补修职郎监绍兴曹娥盐场。孝母而精医，擅治背疽。著有《背疽方》1卷，自序云："唯详具灸效及以名医所论、长者所教，体常治疗将养避忌之法，尽告后来，庶以推广圣贤垂济之意，警发人子之用心，少谢母氏独获更生之幸云。"

李世英，字少颖，号雪岩，鄞县人。世攻外科，壮年从学于陆从老，诊脉明彻，医术高明。尝供职为明保义郎权殿司机宜及太医。行医50余年，用药多出奇制胜，尝坚持以附子、雄黄等剂治阴疽症获效。后将其治疗经验整理成《痈疽辨疑论》（现日本有抄本残卷）刊行，将治

疗恶疮之法广为流传，"深愿家家尽晓，人人自会"。

李交（1045—1098年），字敬之，慈溪人。少受业于名师，后以医显，荐为太医助教。事寡母皆亲为，饮食汤剂不付家人。卒，舒亶撰墓志铭（详见本书第四章碑记选）。

洪秉节，慈溪人。业儒精医，道学修养，炼丹，食六气，茹淡，童颜鹤发，隐德不仕，寿达101岁。

方淇，慈溪龙山人。光绪《慈溪县志》卷50宋叶之表《宋方府君并夫人墓志铭》称其"虽阴阳、医卜之术，亦皆洞晓"。

僧静凝，住持余姚寺院，兼懂医道，能疗民之疾。

张永，洛阳人。行八，人称八伯驻。精儿科，以医术为翰林医学，与太医李会通同时。李会通治宫中疾，用煎剂弗效，张永为散进之，即愈。授驻泊郎。后从高宗南渡定居余姚，登进士，官至礼部尚书、学士。著有《卫生家宝》、《小儿方》等，子孙多精医术，尤长儿科，皆以"驻泊"名。

程迥，字可久，应天府宁陵（今河南睢阳县）人，家于沙随，人称沙随先生。靖康之乱迁居余姚，年十五而孤，无以自振。年二十余，始知读书。登隆兴元年（1163年）进士，历扬州、泰兴，改知隆兴府进贤县，卒官朝奉郎。兼知医，著有《医经正本书》8卷，今存，为论述医政、医事之专著。长于经学，著有《古易考》等多种，为朱熹所称道："博闻至行，追配古人，释订经史，开悟后学……著书满家，足以传世，是亦足以不朽。"《宋史》有传。

王俣，字硕夫（一作硕父）。宋代宛邱（今河南淮阳县）人。政和二年（1112年）进士，官监察御史。建炎初，扈驾南渡，遂定居余姚。绍兴初中飞语免官。秦桧专国，俣家居十八年。桧死，起知明州。

官至工部尚书。俣旁通医药术，尝集《本草》诸条下所载单方，得4206方，辑《编类本草单方》35卷。

陆从老，原籍汴州，寓居余姚。时人称"近世之良医"，其人"纶中野服，河目海口，膏肓泉石，而能起人于九殒之余……盖隐于药而逃于酒者也。"鄞人李世英受业于他。楼钥撰有《陆从老真赞》。

林逋（967—1028年），字君复，大里黄贤村（今奉化市裘村镇黄贤村）人。通晓经史百家，工诗。性孤高自好，曾漫游江淮间，后隐居杭州西湖，结庐孤山。卒赐谥"和靖先生"。他曾在中峰一带采药、种药、卖药，与葛岭上采药炼丹的道士相往来，并参与道家经典的诠释，对药物学和养生学很有研究。

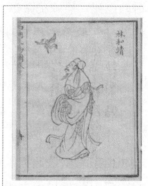

○林逋画像

李中（？—1120年），字不倚，奉化人。学极高明而趋深远，文章自成一家之言。嗜苏黄之学，元符元年（1098年）游台学，崇宁初归里，大观中，中书舍人晁说之谪监明州船场，李中从之游，识者高之。撰有《本草辨正》3卷。另著有《文集》20卷。

陆次云（1112—1195年），字晋卿，其先慈溪人，迁居奉化。天资浑厚，治药自隐，以世其业。济人颠危，乐善好施。卒葬奉化禽孝乡，次子陆楹撰墓志（详见本书第四章碑记选）。

陆楹，奉化人，陆次云次子。淳熙十二年（1184年）任翰林医学特差充庆元府驻泊医官，赐绯，封保义郎。次年，进封成忠郎。

陆椿，奉化人，陆楹弟，习医科。

董天麟（1185—1261年），字应之，奉化人。因中年多病，自学医学书，颇有心得，自号"药窗"。卒，陈著撰墓志铭。

董溱、陆溥，奉化人。专内科，乾淳间（1165—1182年）以感应丹治愈皇子魏王赵恺的寒热症而著称，皆官为翰林驻泊。世称"董陆义逊"。

陆旂，奉化人。以妇医名重于世，新昌徐妇病产，陆二百里赴至，时妇已死，然胸犹微热。陆视良久曰："此血闷也。"即以红花数十斤煮沸汤，取窗格藉妇寝其上，汤气微，复进之，顷而妇指动，半日遂苏。足见其产后用活血法之特异与大胆。

舒津，奉化人。专内科，为太学博士。

陆貂，奉化人。专妇科，曾使濒死产妇复生。

卞大亨，字嘉甫，号松隐居士，泰州人。初由乡举入太学，曾受丞相范宗尹以遗逸荐于朝，因无心为官而辞，绍兴中隐居象山之钱仓村，研习养生导引之术，调制药物济人，活人甚多，时称名医，著有《传信方》100卷。另著有《松隐集》等。宝庆《四明志》有传。

杨王休，象山人。民国《象山县志》记载他知庐州合肥县时，见弓弩手"多苦伤寒喉闭之疾"，乃亲自"择方制药以给之"。

罗适（1029—1101年），字正之，号赤诚，宁海人。学于奉化学者楼郁及吴中名儒胡瑗，并结识陈贻范、徐中行、苏轼等学士名流。博学群书，尤精理学。治平二年（1065年）进士，历任安徽桐城尉，山东泗水令，河南开封令及两浙路、京西北路提点刑狱等职。任桐城尉时，民俗惑巫不信药。勒令焚巫所，

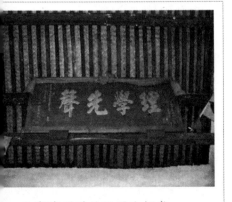

○宁海罗适故里罗氏祠堂

毁神像,召请名医施治,躬身研究医术,著《伤寒救俗方》1卷,并出私俸买药济民,多愈。当地有歌颂其德:"孰活我命?父母罗令。"遂以方书召医参校刻石,以救迷俗。另著有《赤诚集》100卷。

2.元代

陈琦,字象之,奉化人,迁居鄞,精针砭。民国《鄞县通志》有传。

李生,鄞县人。得秘方,为人治病多奇效,长于治疣和痔疮。采用挂线疗法医治痔疮。外科医术神奇,民国《鄞县通志》载:"余姚应某,目旁生赘疣,渐长,大如核桃,李氏立平之。生为人治病既多奇效而不矜功,不责报,人以是尤重之。"

陈瑞孙,字廷芝,鄞县人。曾师事王应麟,得文章典故之传。后任温州路医学正。与其子同著《难经辨疑》,援据赅洽,识者称之。

陈居仁,字宅之,鄞县人。陈瑞孙子,洞明经史,治疑难杂症多有神效,后学尊之为先生。刘仁本《挽陈宅之》云:"良医自昔同良相,用药还如善用兵。"

高靓,字一清,号通仙子,鄞县人。慕方外学,尝以医经为性命之本,积30年之功,撰成《医书十事》。同里袁桷序云:高靓"殚极年岁,悉取上古汉晋经方,以及唐宋所续出,经分纬别,定其精良,删其繁杂,别为十事。"

周贞,鄞县人。自学医成才,名动西浙,医德高尚。后寓宁海、吴中,死于兵祸。

冯至刚,鄞县人。兼通内外科。乌斯道有《赠医者冯至刚序》述其事。

薛明道,鄞县人。为宋儒薛朋龟九世孙,任江浙医学提举,其子薛敬至正十五年（1355年）"典教象山，训迪诸生，发明先圣诚意慎独之义"，后见元政不纲，遂退隐于乡，以医术自晦。薛敬子薛士廉、薛士铭，克绍家业，继典郡医。

臧初翁，鄞县人。名医臧中立（本书前有传略）后裔，绝意仕进，"以医术自娱，有贾药者不计直辄与，或招致之，不择贫富，而往往必视其缓急以为后先"。曾说："医之术人命系焉。与其医十人，莫若医一人，乌可汲汲于利而不加之意乎？"对病人"疾革弗惮，昼夜诊视之唯谨，疾稍缓，虽累日必调护之，俟平复而后去……病者活其命不可胜数"。

陈公亨（1323—1371年），字以通，鄞县人。祖陈瑞孙（本书前有简介），任温州路医学学正，著有《难经辨疑》，父陈居仁，也擅医。公亨少有异质，能为诗文，尤志于家学，自《灵枢》、《素问》、《难经》及诸家奇方秘论，钩元撮要，如指诸掌，以善医闻，精于制药。为人治病寒暑不惮，贫贱施药周给恐后。元末曾荐任江浙行省医学提举，不就。洪武初又荐授本府教授提领。光绪《鄞县志》有传。

陈子云，鄞县人。名医陈瑞孙后裔，亦绍医传，凡病人来告皆仔细诊治，发药也常不计其值。

秦子贤（？—1377年），鄞县人。曾任昌国医学录。"其心仁以恒，其学赅以博，自吾圣贤之书，旁而至于岐黄之术，靡不探微索隐，及间发为词章，皆富丽典雅。遭时多故，遂隐而弗耀。是以得推其学于医以济于人，而人之德之者，不可以一二数也。"

余益之，慈溪人。善治疽（毒疮），不灼艾，不用刃，长于用药。

桂惟贤，慈溪人。究心医术，所治多见功效，元末被邑令举为医学教谕。

许举仲，余姚人，以善治疽（毒疮）闻名，遵循古法而不随意，见效极快。

张经，字与叔，余姚人。张永（本书前有简介）八世孙。善医，尤长儿科，居名"生意垣"，危素书，揭傒斯记，为余姚史载首家私设诊所。钱宰《题生意垣诗》云："张生守环堵，种药周四隅。"谢肃《生意垣为余姚张与权赋》："生意垣成舜水东，隐居之子有仙风。"戴良《生意垣赞》小序云："余姚张与权世善小儿医，因名所居曰生意垣，中书参政危公书之，秘书少监揭公记之，于是其友九灵山人赞之。"四世孙张廷玉为太医院使。

苗仲通，曾任余姚医学录，善医学。集诸家所载、祖父所传、江湖所闻及亲所经验，著有《备急活人方》8卷。世有奇疾，医经所不备，医流所不识，独得神悟，著为奇中之方。乾隆《绍兴府志》有传。

胡居敬，原籍淮东，元末迁居余姚。儒而通医，"于医书无不贯通，问其疑义，即应口酬析，历历有据；其治疾也，若名将用兵，取胜神速，而常情不可测度"。宋僖有序相赠。

陈铸，奉化人。精于针灸。

陈功父，奉化人。戴表元《剡源戴先生文集》卷16《陈府君功父墓志铭》记其以驻形炼气之术治病。

严兴贤，字国宾，本定海人，至正间游艺奉化，卜居之。精医术，疗人不责报谢。《奉化志》、民国《鄞县通志》有传。

丁鹤年（1335—1424年），字永庚，号友鹤山人，回回人。于导引、方药之术，靡不旁习，曾在四明卖药自给。与余姚名医滑寿交情很深，赠诗云："诗卷自书新甲子，药壶别贮小乾坤。"

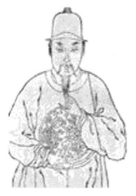

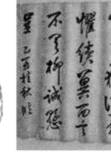

○丁鹤年画像　　　　　　○丁鹤年手迹

3. 明代

陈德成，鄞县人。宋儒陈著之后裔，祖、父皆儒隐于医。究极群书，识其旨要，为人治病随机应变，无不效，名愈振。民国《鄞县通志》有传。

王仲谦，鄞县人。时称良医，侄子王有常亦以医名。

王履初，鄞县人。世医。弟履中、履亨，子宗行皆以医名。

臧居简，鄞县人。宋名医臧中立后裔，以医业承家学。

薛　裀，鄞县人。洪武中任郡医学正科。

薛士廉，鄞县人。世医，典郡医学教。弟薛士铭亦以医名。

俞廷器，鄞县人。三世皆医，曾为太医院吏目。

吴从仁，鄞县人。曾任御医。

陆昂，字季高，本会稽人，迁居鄞县。初习举业，好博览。后以父病弃举业而攻医，病父得享耆年，由此著名，叩者如市。永乐初辟至京师，与修《兰台金匮》、《元机素要》等。卒年六十五。民国《鄞县通志》有传。

董宿，鄞县人，一作会稽人。正统间（1436—1449年）为太医院使，深察药性，博究医书，治疗立方，辄有奇效。成化中召至殿前，考医论三篇，加通政使右通政。著有《奇效良方》70卷、《试效神圣保命方》10卷（今存）。

鲍思，字怀卿，号南村，晚号抱一瓮，鄞县人。长于岐黄，著有《脉经撮要》、《感气候集》、《南村集》、《纪行诗》等。

毛云鸿，子公代，鄞县人。淹贯经史。值兵燹，事九旬母，色养不离。尤善岐黄之术，贫病危急者施药不取值。著有《医学要旨》10卷。卒年八十。

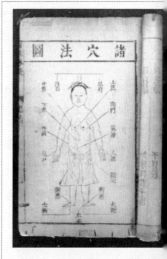

张世贤，字天成，号静斋，鄞县人。其祖父与父皆业医，承世医家学，"苦攻极力，忘其寝食寒暑者有年，乃辅以药性、脉诀，审经辨候，穷源通变之活法，剂之所投，随手而应"，遂为正德中（1506—1521年）名医。为晋王叔和世传之《脉诀》作图注而成《图注脉诀》4卷，《附方》1卷，因脉以用药（《四库全书提要》有载）。另著有《图注八十一难经》8卷（今存）、《脉经奇经考》等。

高士，字克学，号志斋，嘉靖间（1522—1566年）鄞县人。名医高武（本书前有传略）之后，幼孤好学，承家传医术。谓医之有《灵枢》，犹五经之有《易》，遂著《灵枢摘注》1卷。另著有《志斋医论》2卷，上卷专论

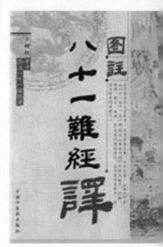

○《图注八十一难经译》
书影

痘疹，下卷杂论阴阳六气血脉虚实。又有《素问捷径》3卷、《痘疹论》等。乾隆《鄞县志》有传。

赵贞观，字如葵，名医赵献可（本书前有传略）之子，鄞县人。精儿科，"治病未尝计利，既治之，或夜半自往叩门，候其脉症以用药"。撰有《痘疹论》、《绛雪丹书》4卷（今存）。乾隆《鄞县志·艺术》有传。

宋北川，鄞县人。曾任太医院御医。精妇产，著有《宋氏妇科产后篇》。

宋林皋，号养吾生，鄞县人。世医，精妇科。著有《四明宋氏女科秘书》1卷。（详见后之"中医专科世家"）

尤敬宗，鄞县人，精于外科，挟其道而施于人，无不奏功。供职太医院。民国《鄞县通志》有传。

万表（1498—1556年），字民望，号鹿园，学者称鹿园先生。鄞县人。17岁袭父宁波指挥佥事职，王守仁私淑弟子，扬阳明"致良知"学说，宦余潜心医药，辑有《万氏济世良方》6卷（今存）、《万氏积善堂集验方》3卷（今存）、《积善堂活人滋补方》1卷、《积善堂秘验滋补诸方》。《明史》有传。

万邦孚，字汝永，号瑞岩，鄞县人。弱冠为诸生，材兼文武，不专守一经。后专心岐黄，精研方药，晚年整理其祖父万表之《万氏济世良方》为《万氏家抄济世良方》7卷，撰有《万氏积善堂滋补方》、《痘疹诸家方论》2卷等。

李伯惠，鄞县人，精于医，官奉化医学训科。民国《鄞县通志》有传。

钟大延，字恒国，本江右世族，后居鄞。治病不执恒方，谓人有强弱，病有浅深，岂得因病执方，故常探原用意，以愈奇疾。弟怀国传其学。民国《鄞县通志》有传。

李玹，字兰泉，鄞县人。以医名世，所著医书《医说》、《经验案》能穷本原，发人所未发。民国《鄞县志》有传。其学传之李奎，奎传徐国麟（本书前有传），皆擅名一时。光绪《鄞县志·艺术传》称："与国麟同时有周公望宏度，戎长生俊颖，亦以医名……其以方脉杂证名者有吴守庵、张兰坡，暨祝天祐、吴丹霞、范叔向、洪波诸人，女科则宋北川，外科则朱怀字、汪少东、张金铉、陆尔真，针灸则董允明，喉科则柴敬林，眼科则李鹤山、王奇峰，儿科则沈恒川、胡绍泉，俱著明里闾。"

孙淑，字德常，号成斋，鄞县人。少以疾废，因攻医，穷搜方脉，投剂辄效。正德末入京师，搢绅争相延致。民国《鄞县通志》有传。

吴栩，字睡庄，鄞县人，能诗善医。民国《鄞县通志》有传。

何一帖，失其名，鄞县人，居桃源乡（今鄞州区横街镇）。世传伤寒科，剂止一服，疾可决已，故人称为"何一帖"。弘治间其子何镛，万历初其孙何松、何恒，后有重孙何望云能世其业，皆有名一时。民国《鄞县通志》有传。

陈士琮，字孟襄，鄞县人。诸生，究心医学，察脉最精，李奎尝称之。民国《鄞县通志》有传。

卢铣，号水西，鄞县人。医学精察，所著《痘疹证治要诀》5卷数种行于世。民国《鄞县通志》有传。

沈应凤，字瑞峰，鄞县人。精于医，抱济人利物之志，荐授太医院吏目，内府秘方皆其手录，都下称神医。孙沈可相，能绍其业。民国

《鄞县通志》有传。

张梓，字隆阳，四明人。精医，著有《药性类明》2卷，将药物分为20门，各门以经为纲，介绍诸药性味，主治及同类药之鉴别，亦有少数用药经验，约载药500种，现有孤本藏中国中医科学院中国医史文献研究所。

张时彻（1500—1577年），字维静，号东沙，鄞县人。师事族侄张邦奇，嘉靖二年（1523年）进士。历官至南京礼部主事、兵部员外郎、布政使、兵部尚书。十四年三黜，年五十五里居。好荐后辈，长于诗文，博赡尔雅，编纂《宁波府志》等。留心药理，撰有《救急良方》2卷（今存），"为荒村僻壤不谙医术者设"。另著有《摄生众妙方》11卷（今存）、《伤寒金镜录》1卷。

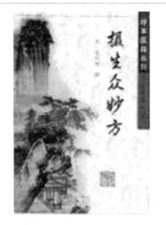 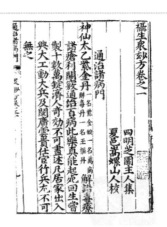

○张时彻《摄生众妙方》书影

王俊然，字英甫，号少寓，鄞县人。世历官医院，探索家传秘缄，遂精医理，志在济人，岁施药物。天启七年（1627年）荐授太医院吏目。子廷先，能传其业。民国《鄞县通志》有传。

周理卿，字玉芝，鄞县人。家贫，弃儒业医，尤慈善贫者，求治不取一文。崇祯末立局散药，全活者多。民国《鄞县通志》有传。

李赞化，字与参，鄞县人。工医，崇祯时屡被召入宫，任中书舍人。晚年侨居上海，刀圭所及，沉疴立起。子用粹，承其术，有医名。民国《鄞县通志》有传。

钱雷，字豫斋，鄞县人。自谓："余上世仲旸氏仕宋，以医名世，神宗擢翰林医院，赐金紫。家学传今，父祖皆继是业，源远而绪分。"早年失父，从王宗泉学医，行医于杭州。为《藏府证治图说人镜经》纂《附录》2卷，"考前经未竟之旨，摘《灵》、《素》根本之言，凡目力所及者，纂二册附之"。

李奎，字石梁，出鄞城江东迎春巷李氏。清徐兆昺《四明谈助》称其"尤工于医，上自《内经》、旁经，以下至诸名家言，无不毕览，心揣手追，尽得其妙"。切脉最精，辨症最确。

陈瑶，鄞县人。任职南京太医院。

陈沂，鄞县人。任职南京太医院。

黄志节，鄞县人。医学正科。

屠本畯，字田叔，又字豳叟，号汉陂，晚年自称憨先生、乖龙丈人等，鄞县人。通医，著有《韦佩弦》。另著有《山林经济籍》、《闽中海错疏》、《海味索引》、《闽中荔枝谱》、《野菜笺》、《离骚草木疏补》等，尤有功于动植物研究。

陈氏，佚其名，鄞县人。擅儿科，著有《小儿按摩经》1卷，被收集在杨继洲所编《针灸大成》（1601年）卷十内，填补了自《汉书·艺文志》记载《黄帝岐伯按摩》十卷（大约是秦汉作品）以来1500余年推拿专著的空白（今存）。

鲍思，字怀卿，号抱一翁，鄞县人。著有《感气候集》、《脉法撮要》。

张大纲，鄞县人。精岐黄。

杜春，鄞县人。著有《医家指要》。

李伯惠，鄞县人。少承家学，精医。

董光宏，鄞县人。谙药性，撰有《药语》1卷、《广药语》1卷。

杨式，鄞县人。儒医，撰有《随笔记录》。

陈德威，鄞县人。精医。

蔡继周，号季愚子，鄞县人。精痘瘄科，著有《保嗣痘疗灵应仙书》2卷。

唐祖官，鄞县人。精岐黄，屡起沉疴。

范大捷，鄞县人。精医，戒子弟修德行善，遇病人，先往贫家而后应舟车之迎者。

董一麟，字明雅，镇海人。精医，长痘科，著有《医学问世编》、《痘疹遗书》。

赵继宗，字敬斋，慈溪人。弘治三年（1490年）进士，历官知县等。因己病而习医，长于痘疹诊治，著有《痘疹全书》1卷、《儒医精要》1卷（今存）、《颅经》2卷、《益后全书》2卷。

郑稜，字本廉，号友善，慈溪人。初习经史，晚业医，嘉靖初授太医院吏目，时称名医。

陈镈，字子平，慈溪人。随父至云南铜鼓，遇异人授岐黄术，长刀圭。多治沉疴。人称杏林先生。

翁晋，慈溪人。善岐黄，精脉理，任太医院判，著有《医宗摘要》。兄文九，亦善医。

陈宏烈，字伯襄，慈溪人。工诗，旁通医术，多奇效。著有《医学艺余》。

周南，字启东，慈溪人。嘉靖四年（1525年）举人，授常州通判，置宜兴县，有政绩。调判漳州。著有《周通判医案》4卷。

秦东旸，字君寅，慈溪人。著有《伤寒烛途》。

张应麒，慈溪人。居郡城，医学正科。

史琳（1438—1506年），字天瑞，余姚人。成化二年（1466年）进士，官至右都御史，抗章历论无所避。状貌魁岸，襟袍坦夷。博闻多艺，射弈书绘，兵钤地理，推步占候，与凡方药之术，无不解了。宦余行医，撰《医说妙方》10卷。

张渊，余姚人。宋名医张永（本书前有传略）之后裔，家世医。同里谢迁《古愚斋铭》云："业儒用医，居今稽昔。抱仁以施，活幼是力。剂不妄投，方传思邈。药不二价，信慕康伯。行类迁疏，衷全隐恻。"

孙西河，余姚人。业医有声，寿至百又五岁。

严叔信，余姚人。善医，用药专以附子，人号"严附子"。

孙天弼，余姚人。精医，尤工治疗。

沈照，余姚人。善治痘，子塘传其术，益精。

黄济之，字世美、世仁，余姚人。成化间（1465—1487年）代父从军陕西，以孝闻于朝，诏旌旗门，王阳明为写《追慕记》。初以医为衣食，业鸣于乡，后以医术显于京，著有《本草权度》3卷。全书160篇，以朱丹溪"阳有余，阴不足"学术思想为中心，论述气血痰郁诸杂病脉因证治，并论述五脏虚实、脉法、脉体升降、经络图等，颇多心得，治法简要有效，内容丰富。其书曾为李时珍《本草纲目》所引证。

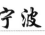
黄渊，余姚人。精医，著有《难素笺注》8卷、《本草考证》2卷、《针经订验》1卷。

邵讷，余姚人。著有《易简经验方》2卷、《本草摘要》1卷。

劳双龙（1627—1698年），字天池，余姚周巷劳家村（今属慈溪）人。不事章句之学，胆识绝伦，少游江湖，遇到一精伤科异人，上骱有术，接骨有法，劳氏侍奉如父，随行一世，终得异人倾心传授。中年回乡悬"济危斋"之匾行医，以接骨入穴名闻两浙，成为劳氏伤科的鼻祖，子孙世传其业。劳双龙

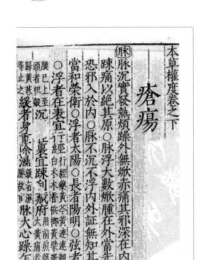

○黄济之《本草权度》

深感"骨科一门遍阅诸书，不得其详"，遂将临床经验著成《劳氏家宝》（又称《劳氏传授录》）一书（今存）。

杨道桂（1522—1566年），字天芳，号石溪，余姚人。方脉精明，颇有奇效，精医治人，名著州郡。深得谢迁的敬重。

赵世美（1522—1572年），余姚人。官御医，从兄锦劾严嵩而下狱。后复官。再因疏斥太医院弊下狱。

朱养心，余姚人，万历元年（1573年）迁居杭州，在清河坊、大井巷东首开设蜚声江浙的朱养心药室。专攻外科，手到疾愈，流传至今有五灵五香膏、阿魏狗皮膏、铜绿膏、珍珠八宝眼药、三仙丹等15种。医技高明，医德高尚，他的膏药对跌打损伤、痈疽疮疡卓有效验，闻名遐迩，求者门庭若市。

李乐，余姚人。南京太医院院判。

周志域，奉化人。著有《脉学外科痘瘄幼科纂粹》。

邵真斋，奉化人。世医，善为方，能治顽疾，宁海大儒方孝孺作《医原》赠之。

俞承春，号桃源，奉化人。攻儿医，兼治损伤，多效。市药不计值。弟承历、子应霖、子应震，能传其业。

应子涛，号惠泉，奉化人。精医。子德扬、孙惟圣，皆能世其业。

严瑞雯，字灿云，号炼石，奉化人。精医，凡割皮解肌、决脉结筋，得不传之秘，治折胫、骨伤有奇效，邑令赠以"秘授青囊"。

俞寿，奉化人。精医理，长切脉，存心救人，不矜其功，人咸德之。

李钺，象山人。业医，著有《新修荣卫养生用药补泻论》。

4. 清代

沈光文（1612—1688年），字文开，鄞县人。参与抗清，后寓居台湾，授徒自给，不足则济以医。后世称为"台湾文献初祖"。《清史稿》卷五百有传。

王来咸（1617—1669年），字征南，鄞县人。师从单思南，以内家拳拳术闻名，并精少林寺秘传骨科医术，中年起行医，擅长治疗跌打损伤。曾参与抗清，失败后埋名故里。汇集其平日治伤损经验良法

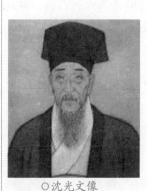
○沈光文像

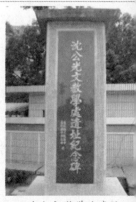
○沈公文敬学处遗址

而成《秘授伤科集验良方》1卷，另有《接骨秘书》1卷，介绍骨折整复手法及夹板固定法，伤药外敷内服秘方，为治骨折专著。传其医术者有鄞之陆士逵（本书前有传略）及陆之子孙，如陆银华（本书前有传略）等。卒后黄宗羲撰墓志铭（详见本书第四章）。

李景濂，字亦周，鄞县人。明诸生，明亡，弃诸生为医。《清史稿》"孝义"有传。

董允明，字哲之，鄞县人。事后母至孝。博学好古，明亡弃举业，以医名。著有《会宗医书》4卷。卒年93。光绪《鄞县志》有传。

徐凤垣，字掖青、霜皋，鄞县人。曾参与抗清。长于诗，南湖九子之一。兼懂医，著有《医学四要》。

吴守庵，鄞县人。世代业医，以方脉杂证名著一时。弟蝶庵，也业医有名。

胡绍泉，鄞县人。精儿科。光绪《鄞县志·艺术传》有记。

周公望，字宏度，鄞县人。精医。究心张景岳《八阵》诸书，多用温补，俱有其效。光绪《鄞县志·艺术传》有记。

戎长生，字俊颖，鄞县人。以医名，究心张景岳《八阵》诸书，多用温补，俱有其效。光绪《鄞县志·艺术传》有记。

张兰坡，鄞县人。精医，以方脉杂证名。光绪《鄞县志·艺术传》有记。

祝天祐，鄞县人。精医，以方脉杂证名。光绪《鄞县志·艺术传》有记。

吴丹霞，鄞县人。精医，以方脉杂证名。光绪《鄞县志·艺术传》有记。

范叔向，鄞县人。精医，以方脉杂证名。光绪《鄞县志·艺术传》有记。

洪波，鄞县人。精医，以方脉杂证名。光绪《鄞县志·艺术传》有记。

朱怀宇，鄞县人。业医精外科。光绪《鄞县志·艺术传》有记。

汪少东，鄞县人，业医精外科。光绪《鄞县志·艺术传》有记。

张金铉，鄞县人。业医精外科。光绪《鄞县志·艺术传》有记。

陆尔真，鄞县人。业医精外科。光绪《鄞县志·艺术传》有记。

柴敬林，鄞县人。业医精喉科。光绪《鄞县志·艺术传》有记。

李鹤山，鄞县人。业医精眼科。光绪《鄞县志·艺术传》有记。

王奇峰，鄞县人。业医精眼科。光绪《鄞县志·艺术传》有记。

沈恒川，鄞县人。业医精儿科。光绪《鄞县志·艺术传》有记。

钱廷勋，字逊硕，鄞县人。业医，长于痘疹。光绪《鄞县志·艺术传》有记。

卢真人，佚名，康熙间甬东竹青观道士，以擅治疔疮而负有盛名，治疗以穴位挑治为主，配以内服外敷，疗效甚佳。著有《疔疮紧要秘方》1卷，康熙辛亥年（1671年）成书（今存）。

陈汝咸，字华学，鄞县人。康熙三十年（1691年）进士，官知县，禁异神疗病，晓示方证，自制药以济贫者。《清史稿》卷四百九十七有传。

李用粹（1662—1722年），字修之，号惺庵，鄞县人。承父李赞化（本书前有简介）之医术，初行医甬上，后移居上海，医名颇盛，为康熙间上海四大名医之一。入门弟子很多。著有《证治汇编》。

毛大鹏，鄞县人，寓居象山，工医，活人甚众。象山志有记。

李祖镛，字萼亭，鄞县人。治病不执方书，以意诊之，多有奇

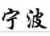

效。民国《鄞县通志》有传。

许宗珏，字式如，鄞县人。精于医，积20年成《伤寒论全书本义》13卷。出以应人，脱手奏效。卒年50。光绪《鄞县志·艺术》有传。

郑昂，字轩哉，乾嘉间鄞县人。武生，善医，数十年间留意人参，著有《人参图说》（今存），述人参地道、形体、皮纹、神色、芦蒂、粳糯、空实、糖卤、镶接、铅沙、真伪等，有嘉庆七年（1802年）荻浦书屋刻本。

袁氏，佚其名，嘉庆时鄞县人。瘄科名医，撰有《原瘄要论》1卷，今存，论治各法，多家传心得之言，有道光刻本。

范浚，字哲泉，号素庵，鄞县人。精于医，有"范一帖"之目，得酬悉以施贫乏，久客广东，为当道所重。后归里，喜聚书，阮元题其斋曰"小天一"。民国《鄞县通志》有传。

李植纲，字立卿，号约斋，鄞县人。博通群籍，工篆隶，善绘事，淡泊名利。屡试不得志。家世以医名，植纲尤精岐黄，著有《医学论》，折衷仲景而不满唐宋诸家。民国《鄞县通志》有传。

周晃，字文军，号荷澹，鄞县人。以儒业治医，颇精投方，立应，世称"周一帖"，著有《爱莲书屋医案》。民国《鄞县通志》有传。

周振玉，字莲卿，周晃子，亦精医，立方不取珍品，谓山乡瘠贫，奚取乎此？手抄医书极富。孙秉纯，亦行医自给。

周秉乾，字品纯，号遁园，鄞县人。精医，专妇科，曾以十枣汤治愈流产诸症，有医名。

薛明道，嘉庆、道光间鄞县人。临床家。曾任浙江医学提举。

陈仅，字余山，鄞县人。嘉庆举人，道光间任知县，所至多善政。富藏书，藏书处名"文则楼"。好读书，兼知医，撰有《保生奇命方》6卷。

陈劢（1810—1888年），字子相，鄞县人。家富藏书，楼名"运甓斋"，长于古文，熟乡邦掌故，同治间与修《鄞县志》。撰有《寿世良方》4卷（今存）。

包永泰，字镇鲁，嘉庆间鄞县人。包氏喉科至永泰已五世，著有《喉科杓旨》4卷（今存）、《喉科大纲论》（今存）。

张德裕，字巨标，号术仙，目达子，道光间鄞县人。刊行《目达补遗》初、续两编，熟读本草之书，对历代本草之著进行分析，"删其丛冗，究其专一"，在体例上"不以物品分门，而以攻补归列，比类而陈，易于观晓。其有不类者，取寒热性同，亦总为杂列类"。于道光八年成《本草正义》2卷，分12类，载药361种（今存）。

吕熊飞（1821—1891年），字樵翁，鄞县人。诸生，以军功叙五品衔。能诗文兼攻医，得秘传，以眼科名。著有《眼科易秘》4卷（今存）。另有《蹉跎斋诗稿》等。民国《鄞县通志》有传。

沈道一，鄞县人。精医，子郭仁、孙淑慎亦以医名世。

沈淑慎，字仰峰，鄞县人。沈道一孙。博览医籍，治病不主故常，无不有验。著有《藕香室医案》。民国《鄞县通志》有传。

郑启寿，字卜年，鄞县南乡茑苈人。得异僧秘授，以瘄科名于鄞、奉、象三邑及台郡者数十年。著有《郑氏瘄略》1卷、《麻瘄必读》2卷。孙行彰（字德滋）亦擅瘄科，著有《瘄科保赤金丹》4卷（今存）。民国《鄞县通志》有传。

邵诚苍，字松年，鄞县人。世以医名。著有《痘疹一权手》2卷，述其祖父备五之言。

陈某，佚其名，鄞县人。精医，同邑应统枚曾师从受业。

应统枚，字德遴，鄞县人。从同邑陈某学医，精儿科。有延请者，虽隆冬酷暑，唯恐迟。尝过慈溪，见死儿弃门外，呼其家人，谓儿面未灰，可活。刺一穴而啼声作，人皆异之。著有《治疹书略》1卷。

应宗炌，字灿然，应统枚子，鄞县人。也懂医，撰有《痘疹直诀》1卷。

应诗洽，字在阳，号莲桥，鄞县人。其幼正鸦片战争之时。初习举业，成武生，试于行省时，以舞刀石惊典试者，被斥，遂专意于医，以幼科名。著有《幼科简易集》4卷、《种痘要略》1卷、《治瘄要略》1卷、《儿科心法十三诀发挥》1卷、《幼病要略》1卷、《医学问津》6卷。

李莼舫，鄞县人。精儿科，注重四诊，尤善望诊，每望形体、审官窍、观指纹，即知其病之所在，预直善恶额，用药简洁，忌大苦、大寒、大热及有毒之品，治多奇验。民国《鄞县通志》称："近数十年中，儿科以李氏为第一。"

刘明德，江西人，流寓甬上。其父以针医名，明德传其学，术益精，有神针之誉。民国《鄞县通志》有传。

李梦周，鄞县人，世居栎社。得秘传，能以针起死。家裕，有求治者，不受酬。侄育卿，能传其术。民国《鄞县通志》有传。

金竹亭（1829—1904年），鄞县人。四代儿科，医名颇隆。子文英、瑞棠，门人周兴济、周天圣皆有医名。

任一龙，鄞县人。精研疡科，内外并施，刀圭所及，沉疴多起。

尹则卿，光绪间鄞县人，曾将所著《种牛痘须知》一书及种牛痘方法传授给美国人嘉约翰。

林翼臣，字济青，光绪间鄞县人。于针灸一道，多有所得。参以

《内经》，辨明三阴三阳、气血生胎、五脏交通、六腑合会，尤究数法奇正，补泻顺逆，三百六十穴，按脏施治，著有《疯痨臌膈辨》1卷（今存）。

赵文通，鄞县人。业医药，创《赵翰香居验方类编》、《赵翰香居丸散膏丹》，营制药物，施之病者，靡不奇效。

范洪宿，鄞县人。精痘疹。

范邦周，鄞县人。擅疡伤外科。子范文虎（本书前有传略）师事之。

陈季桐，鄞县人。师承赵兰亭，善治痘，著有《牛痘余论》。

林志逊，鄞县人。著有《伤寒汲古一得》。

郭水章，鄞县人。负医名，著有《灵素精蕴》。

卜氏，佚其名，鄞县人。长于妇科，同治间著有《妇科秘书》1卷，介绍治疗妇科病的秘方单方。

王有忠，字荩臣，清末鄞县人。读书之暇，潜心医学20年，后留学日本攻西医，著有《简明中西汇参医学图说》2卷，光绪三十二年（1906年）由上海广益书局出版，今存。

李鸣珂，鄞县人。擅治伤寒，著有《医学直法》4卷。

陈莲夫，鄞县人。有医名，著有《南阳医政》16卷。

顾清廉，字葆性，鄞县人。清诸生，教授乡邑间，为郡守所重。清末举为咨议局议员，尝游日本学师范数年。邑之名医，著有《黄帝内经节次》。

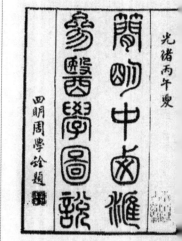

○王有忠《简明中西汇参医学图说》书影

王美秀，字心甫，号元仲，鄞县人。以医道闻名乡里，著有《寸心知医案》。

刘继皇，鄞县人。精于医术，施药不吝。

陈楚湘，一名诗怀，鄞县人。贡生，精医，撰有《本草摘要》等。

陈书谟，鄞县人。著有《医方论》。另著有《璇玑碎锦》等。

陈奕山，鄞县人。儒而通医，撰有《痘疹辑要》2卷。

沈望桥，鄞县人。善治痘疹，著有《沈氏痘疹方》2卷、《沈氏麻科》。

范培园，鄞县人。治病巧发奇中，先下户而谢高门，或终日无所得，亦不以为悔。

宋紫清，字凤远，鄞县人。宋氏妇科传人，著有《妇科秘录》。

王上达，字春亭，鄞县人。性慷爽，好以济世利物为己任。沉潜好学，轩岐而下诸书无所不读，于医理洞若观火。参观诸先贤著述论治经、胎、产、幼诸说，择其至详至妥历验方法，辑成《济生集》5卷（今存）。

僧莹照，鄞县人。熟谙药性，著有《药物别名录》。

袁峻，字奎刚，号雪岩，镇海人，乾隆间在世。武生，精于医道，疗法奇特，为时人推崇。著有《外科验方》一编。

卢若兰，镇海人。其母得伤寒昏迷病危，得邑医袁峻救治而活，若兰遂从袁学医，以医惠乡里，遂为邑中世医。

黄梦鹤，镇海人。精医，著有《医学折衷》。门人卢家植精妇科，有医名。

邬彬，字岐秉，号拙夫，镇海人。省试不售，隐于医。学宗慈溪名医王纶，又学宋氏妇科，结合自己临床实践，著有《产后症治经验心法》。其后以医世其家。

陈沛鹤，镇海人。精于医。

徐沛芬，镇海人。精于医。

李渭，字锡英，号雪篁，嘉庆、道光间镇海邬隘（今属北仑区）人。救死扶伤，名中医，称誉乡里。

杨永润，字一章，道光、咸丰间镇海新碶（今属北仑区）人。精脉理，医名乡里。

王锡惠，字芸阁，道光、咸丰间镇海柴桥（今属北仑区）人。精妇科，医名一时。

钟章元（1832—1905年），民国《鄞县通志》作"掌元"。原籍镇海庄市梅堰村，迁居宁波。承祖业，医术高明，有"钟半仙"之誉。子钟纯潘，孙钟一桂、钟一棠（本章后有简介）承其业，以医名于世。

林望九（1848—1917年），字际春，号子皋，镇海小港青峙（今属北仑区）人。幼孤，喜读书，家贫弃文习医，后行医于甬江南北，名闻一时。热心公益，为乡人所赞。《北仑区志》有传。

蒋金镛，镇海人。嗜读岐黄，著有《临证考证》。

张用均，字辅霖，镇海人。诸生，撰有《本草经纬》、《本草指隐》、《本草缀遗》。

韩贻丰，字芑斋，慈溪人。康熙丙戌（1706年）进士，官山西石楼县知县，擢汾州府同知。因自幼多病，留心医术，尤好针灸之术，宦游所至，以医术济人。康熙四十七年（1708年）夏寓居杭州吴山道院，在紫霞洞遇一云水道人，向他传授太乙针。曾奉文寓京半年，"一时名公巨卿喧传异术，不惮折节造请，车骑阗门，冠盖恒相望"。著有《太乙神针心法》2卷（今存）。

叶盛，字公于，雍正间慈溪人。辑有《证治合参》（《续修四库全书提要》有载）。

钱澍田，慈溪人。儒医，尝自制丸散膏药，施予患者。乾隆五十五年（1790年），在广州太平桥门外开设"敬修堂"药店，倡导"敬业修明，广施妙药"，久享盛誉。著有《敬修堂药说》。

唐文华，慈溪人。长岐黄之术，邑令曾旌其门。

余江，字石台，慈溪人。诸生，工诗能医，以医术行于吴淞间。

吴锦赍，慈溪人。吴氏儿科始于明末，至此已为八世，医名更著。其所居地称花墙门，故人称"花墙门儿科"，与余姚景氏儿科齐名。

张志虡，字启常，慈溪人。善医，无所师承，不用古方而无发不中，寓居余杭，踵其门者日以百计。

袁益铃，字聘来，慈溪人。北闱不售而以医名，后为太医院吏目。过吴门，叶天士不能疗之疾，益铃一剂即愈。

杨鹏飞，字云涛，慈溪人。精医，居京师三十年。

俞彰信，字成甫，号韵梅，慈溪人。咸丰岁贡，能医治瘟疫暑湿，于疟痢尤精。著有《急救时症经验良方》，今存。

姚德豫，道光间襄平（今辽宁省辽阳市）人。慈溪代理县事。精于伤科，对《洗冤录》、《灵枢》之注、《内经》、《检骨图格》等提出质疑，于骨骼结构及解剖有独到见解，订正旧医著之有关解剖与骨骼错误，著《洗冤录

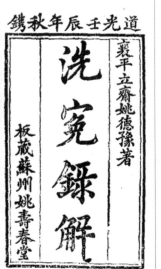

○姚德豫《洗冤录解》书影

解》1卷（又名《洗冤录解未定稿》），为伤骨科发展提供了第一手解剖学资料。

颜芝馨，慈溪青林渡（今属江北区）人。为晚清江浙名医张和菜入室弟子，悬壶宁波市鼎新街，通文精医，长于内科，尤擅温热病治疗，行医以谨慎称，颇负盛名。编撰《温病条辨歌括》，刊于《中国医学大成》，另著有《志过集》，详述自己生平医治不效之症，"藉此以书吾过也"。尚有教学医言及部分医案留存。

柯怀祖，慈溪人。好读书，广搜博记，悉辨疑难诸症，辑刻《理虚玄鉴》。

林兆丰，慈溪人。弃儒习医，著有《医经通考》。

宓莲君，慈溪人。善治伤寒著称于时，著有《清瀚自省录》。门人沈阿慧、陈万生传其业。

魏灿章，字仁斋，慈溪人。著有《验方随笔》、《辨症集要》8卷。

费志云，字西亭，号莲峰散人，慈溪人。博学工文，以亲老不求进取，隐居苏湖莲花峰。又精医，设药肆于里中，见贫者则予之，不受值。著有《诸脉类参》10卷。光绪《慈溪县志》有传。

王上英，道光间慈溪人。精岐黄术，著有《石云选秘》2卷，其孙释彻尘选注（今存）。

宓明坤（1802—1861年），慈溪人。受业太医院，长妇、儿科。子叔豪继其业。

刘廷桢，字铭之，光绪间慈溪人。受学于英国传教士梅滕更，通西文及医术。因中西医籍言人之骨骼其说不同，合中西新旧之说，详为分析，而著《中西骨格辨正》6卷、《中西骨格图说》1卷，《续修四库全书》收录（今存）。

张子蕃，字芝范，光绪间慈溪人。始而业儒，继则习医，精妇科。著有《生生要旨》1卷（今存）。

方福增，慈溪人。精岐黄，近人曹炳章为其入室弟子。

胡虞祥，慈溪人。学窥《灵》、《素》，泛览名家，独有见解，传业二子树萱、少卿，皆有医名。

高元熙（1847—1895年），慈溪人。师从叶天士门人朱震华等，深得堂奥，学验俱丰，庭无虚日。

孙传芳，慈溪人。精针灸，世称"野猫洞针灸"。子承其业。

叶氏，佚其名，慈溪人。擅疡科，著有《七十二种疗疮图说》（今存）。

柴鲁儒，慈溪人。随父迁居德清，精疡科。

刘受祖，慈溪人。以医名于时，著有《唐隐庐医术》、《医佣新语》、《家庭医鉴》等。

董懋霖，字雨苍，号沛亭，慈溪人。国子监生，精医，著有《难经补注》6卷。

应遵诲，字侣笙，号味农，慈溪人。精于治疗，按穴以刺，刻日而消。吴县张蓉亭见之而奇其术，航海至慈溪求之。时先生已归道山，其子应其南出手抄藏本示之，张蓉亭录稿而归，后编刻为《刺疗捷法大全》（今存）。另有《治疗要诀》、《济世神针》（今存）。

顾枫，慈溪人，精医，著有《验方随记》。

童增华，字拭庐，号皆拙子，慈溪人。卖药于秀水，兼业医，录其症治之稍变者为《医案》，名之曰《存心稿》2卷，更辑《运气便览》。光绪《慈溪县志·艺文》有记。

邹上骧，余姚人，行医于浙南，与章素问、吕留良关系密切，有

《历科传书选》行于世，倾向于温补一派。

黄百家（1643—1709年），原名百学，字主一，号不失，别号黄竹农家，余姚人。黄宗羲第三子。博览群籍，能传父学，著有《内家拳法》、《勾股矩测解原》等。曾向浦阳傅商霖学习种痘术，并与傅政初诠次增定《天花仁术》10卷，为之作序。撰有《种茯苓记》一文，详尽介绍茯苓的栽培、采取和性质。

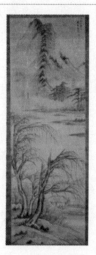

○黄百家著《内家拳法》　　○黄百家画

黄百谷（约1681年前后在世），字农师，余姚人，黄宗炎子。明敏能文，业医。尝居西湖之滨，吊古感伤，发于吟咏。卒以穷饿死。著有《素问注》、《难经注》、《本草注》。另有词曲数种。

桑天显（约1654—1734年），字文候，余姚周巷桑家村（今属慈溪市）人。年少丧母，以孝父闻。后志于医道，采药卖药谋生。父逝后远游至钱塘定居，多出奇方医治危症。

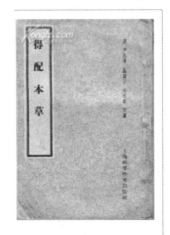

○《得配本草》书影

施雯，字澹宁，又字文澍，余姚人。生活于清康熙至乾隆年间，与同邑严洁、洪炜时称名医。曾谓："药不可独用，病不可泛治。"博览群书，援引论证，与严洁、洪炜同撰《得配本草》10卷，选药647种，搜罗不亚于《本草纲目》，除明各药功用外，特详药物间之配伍应用，标出药品的得、配、佐、和，书后附有《奇经用药考》（今存）。魏朝阳序曰："前则辨性以明其体，后乃详治以达其用，得一药而配数药，一药收数药之功，配数药而治数病，数药仍一药之效。以正为配，固倡而随，以反为配，亦克而生，运用之妙，殆无过此已。"另有合著《胎产证治》、《盘珠集》5种18卷（今存）、《脉法大成》2卷（今存）、《运气摘要》（今存）。

洪炜，字缉庵，号霞城，乾隆间余姚人。病弃举业，潜心医学，不数年得其奥。著有《虚损启微》2卷（今存）。与施雯、严洁同撰《得配本草》。

严洁，字青莲，号西亭，余姚人。与同邑施雯、洪炜时称名医。同撰《得配本草》、《胎产证治》。

徐自俊，余姚人，擅痘科，著有《痘诊论要》2卷。

夏承天，余姚人，以医名，著有《医学考镜》12卷、《药性辨》。

赵宰元（1856—1926年），余姚人，"寿明斋"郑慎斋（本书前有传略）弟子，30岁许回故乡坎墩（今属慈溪）开设眼科诊所，号"崇明斋"，有门徒多人，支派繁衍，以浒山胡瀛峤、石堰康焕章兄弟为最著，妇孺皆知。

陈成章，余姚人，莫剑山妇科创始人，医术高超，群众誉为"莫剑山郎中，一次就成功"。著有《药性歌词》。

陈铭坚，余姚人。莫剑山妇科传人，得父廷治公所传，胎产经带，治之多验。

景瑞璇，字佩玉，号朴庵，余姚周巷（今属慈溪）人。善治小儿疾，医门若市，是周巷景氏儿科的开创者，著有《幼科证治真传》6卷。

景炼之，字心丹，号补堂，余姚周巷（今属慈溪）人，景瑞璇之子，亦精儿科，著有《医学知新》4卷。

劳梦鲤，字肯之，号素轩，嘉庆间余姚人。郡增广生。善书及堪舆，兼精岐黄术，嘉庆中出秘方治疫，广其传，施诊保心局，全活无算。著有《伤寒集成》、《六气精蕴》、《府疫疹子专门》等。

周钺，字左黄，咸丰间余姚开元乡水阁里人。初攻举业，兼善岐黄，家藏医书不下万数千卷，称"香远居。"人称余姚宿学。著有《香远居医学举要》1卷（今存）。

黄海源，号知异，咸丰间余姚历山人。咸丰庚申（1860年）后被诬入狱。狱中购书、制药、习针法，后平反出狱，以眼科传其业。辑有《丹方集异》。

胡凤昌，字芸谷，同治间余姚人。性嗜岐黄，至老弥笃。著有《痧诊度针》2卷（今存）、《保赤心筌》8卷（今存）。

胡立诚（1809—1896年），余姚人。善医，名噪一时。

胡杰人（1831—1895年），字芝麓，手有歧指，因号六异人，余姚人。胡立诚子。工诗好弈兼知医，同治六年（1867年）开设寿人药局。著有《本草征要》、《本草别名》、《针灸辑要》、《霍乱转筋医

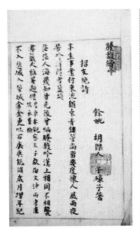

○胡杰人手稿

商》。另著有《媵馥吟稿》。

朱志仁，余姚人。《余姚一本堂朱氏宗谱》称其"尤精于外科……求医者踵接，有出征受伤兵士就医，敷药裹创，悉心调护必愈"。

胡九鼎，余姚人。精于医，谙太素脉，疗治如神，活人无算。

杨予橘，余姚人。以小儿医闻名。得《幼幼集成》研虑，遂专精儿科。临证望色听声，能识时医所不识。晚年结合临床，对《幼幼集成》删其未惬，补其未备，检所出方，著为《论说》附于书后。子烈承其业。

孙希贤，余姚人。有医名。

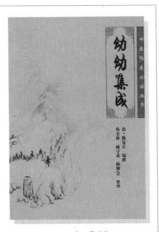

○杨予橘
《幼幼集成》书影

高杲，字亭午，余姚人。留心轩岐学，得乡先辈郭右陶手著《痧症要略》，详论证候，补其未备，汇为全帙，并具铜人痧穴图于后，名曰《治痧全编》2卷（今存）。另纂有《浒山志》。

房文安，余姚浒山（今属慈溪）人。精理痘瘟，手订《治瘟编》印送，并施药于贫病之家，著声当地。

邵友濂（1841—1901年），初名维埏，字筱春，余姚人。曾任台湾巡抚，晚清著名的政治家和外交家。兼懂医，编有《神验良方》等。

戴圣震，字井庵，余姚周巷（今属慈溪）人。

精医术，长妇科。辑有《妇科要方》1卷。

高槐，余姚人。精父业，精针灸。

高悦曾，余姚人。善针灸术。世传其业，所居近石人山（今属慈溪），人称以"石人山高氏"。

沈成濂（1850—1894年），余姚坎墩（今属慈溪）人。原系儒医，能容受西学，曾翻译西医著作，旁参贯通，著有《医学秘诀》。

胡蓉镜（1852—1928年），余姚人。深谙医术，名震"三北"。

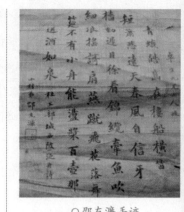

○邵友濂手迹

劳汝霖，余姚人。学医于青田范某，精针拨术，兼擅眼科。

褚清沄，字樟轩，余姚人。因妻多病，究心医书，医术遂精。辑有《伤寒集成》。

谢抡元，余姚人。有医名，著有《杂证名方》、《温热金壶录》，与人合辑有《姚江谢氏医书》。

童春（1873—1927年），字子与，号东迎，余姚浒山（今属慈溪）人。工诗文，精岐黄，尤擅书法。

周尔皇，字文宁，康熙间奉化人。诸生，困于科场。其父以医名世。周尔皇晚年也以医名世，著声于缑城（今宁海）甬水间。著有《医宗要略》、《痘疹心钵》、《痢症秘诀要略》等。《痢症秘诀要略》所载之方救活康熙乙卯（1675年）痢疾病人甚众。后嘉庆乙丑（1805年）吴开育用此书之方救人痢疾也奏效，因为之增补并跋。

虞仲伦，字貊南，号乐醉翁，奉化人。精医，尝辑《医方简易》4卷行于世，录各科古方凡376类，用药甚简，多一二味而效如神（今存）。

李庆恩，奉化人。善治瘟疫，著有《瘟疫札要》。

阮贵堂，奉化长寿乡赤山人。因姊产后医误病而弃儒攻医，擅妇科，著有《阮氏妇科》。

周敬斋，奉化人。精儿科。

李焕文，奉化忠义乡松岙人。善医术，远近求治者众。著有《医略》。

邬素洪，奉化人。研岐黄，窥奥秘，为人疗病，应手辄愈，贫而求医者，虽忍饥徒步弗辞。

顾德忻，字同山，奉化长寿乡禾桥人。刻意经书，年逾五十应试不售。精书法，兼懂医，著有《顾氏瘄科》。

李如珠（1662—1722年），象山人。精于医，著有《医解》。

史节音，字箬帆，象山人。乾隆三十七年（1772年）岁贡，邑教谕孙鲲化称其文品如象山山形，五行俱备。兼精堪舆、星命、针灸之术。

王莳蕙，象山人。咸丰十一年（1861年）授内阁中书，善书画，又善诗词古文。兼通医道。著有《咸丰象山粤氛纪实》等。

钱捷，字月三，号陶云，象山人。博学工诗，曾登进士。晚年卜居宁波，与耆旧相唱和，卒年86。精医，著有《山农药性解》4卷。

钱志朗，象山人。擅诗，兼通医道，遇贫病者，辄自往诊视，不计其值。

赖积忠，象山直岙人。早务农，年已冠，奋力于学，入邑学。参《灵》、《枢》，得脉诀，为人治病，药一帖即愈，善治伤寒等，人称"赖一帖"，著有《伤寒余义》。

潘其钊，象山人。工内科。

潘必球，字秉权，象山人。太学生。侍母病，遂精内科，延之治疾，应手立愈。著有《金匮注》、《本草注》、《经方注》。

史亦书，象山人。精于医，治病多奇效，婿黄廷松得其传。

王模，字采山，宁海人。世医，投剂立效。亦能诗画。

麻炯，字孟明，宁海人。善医，学于王模，长于痘疹。

5. 民国以来（生年为序）

洪敬熙，字醉樵，宁海人。精内科，门生有姚和清（本书前有传略）等。

张竹士，象山人，居宁波，以医济人。常施药寒户。生平不舆，虽炎雨必步行。医主古方，善用四逆散，稍一加减而效用各殊，人称神明。民国《鄞县通志》有传。

宋凤坤（1855—1929年），鄞县人。宋氏妇科传人，擅治胎产诸病，著有《宋氏女科精要》等。子文星、文鼎承其业。

钟纯潘（1856—1924年），字鲁芹，号半水，"钟半仙"钟章元之子。承家学之秘，以医鸣甬上，明敏深研有得，能按寸口而知人之禄命决死生，人称"又是半仙"。仁子皆传其业。民国《鄞县通志》有传。

董水樵（1857—1921年），字乾增，号质仙，鄞县人。以儿科名，其学受自其父丙辉而加精研，察食指关纹即能知所受病，方宗叶天士。弟子张芝光、陈宗炎、董德标传其术，子、孙、曾孙皆以儿科名于时。民国《鄞县通志》有传。

严志韶（1861—1936年），原名以成，宁海人。精医，著有《联桂轩医案》。

陈守鉴（1863—1926年），慈溪人。承祖业，擅治外疡，世称"岭南外科"，子孙承其业。

张生甫（1864—？），字国华，慈溪人。由文通医，精于虚损调治。著有《虚劳要旨》、《医学达变内外篇》、《张氏方案》。

高宝增（1865—1932年），余姚人。擅治温病、伤寒，著有《临证指南》、《高氏内科选案选辑》等。子子和、子京传其业。

刘崇勋（1869—1945年），字达人，宁波人。三世业医，精内妇科，曾任宁波中医公会首任会长，著有《医理浅说》。门人夏明诚、王天德、王瑞麟及幼子均有医名。

徐子彪（1875—1938年），余姚人。童年起学医，从师19年后赴闽台深造，得妇、儿、内、针各科医技，尤精喉科。

张冬英（1876—1943年），女，鄞县人。为李氏儿科第七世，以小儿推拿、针刺配合方药治疗为主，擅长惊风、疳积及不乳等新生儿疾病。

吴晓山（1877—1949年），鄞县人。出身秀才，自学岐黄，终成良医，于痦科尤有心得，著有《痦科指南》。

周杨孙（1878—1947年），宁波人。长内科，尤精妇、痦科，撰有《说痦》等。

赵家荃，字撷金，本慈溪人，旅居宁波，精脉理，投放颇费斟酌，望闻问切四诊外参以腹诊，以为病皆自饮食起。

吴韵仙，余姚人。能治疗，善刺法，著有《重刊刺疗捷法》。

徐友丞，余姚人。创办中药卫生公会，编辑卫生杂志、公报，编印赠送《妇女良方》、《急救良方》等。

倪蔚然（1880—1942年），号肖轩，余姚人。暇研医学，中年悬壶，著有《临床捷径》等。子士英辑有医著医案多种。

严海莱（1880—1944年），字源来，镇海人。早年得天童寺一挂锡医僧师传，专治疡科，后转中医外科，尤擅治乳腺炎等症，内服、外

敷并用，颇有疗效。行医40年，其弟子在宁波、上海多有医名。女瑞卿
（本章后有简介），毕业于苏州中医专门学校，亦精外科。

陈颐寿（1883—1938年），字君治，鄞县人。临床力主四诊，自
设"得生堂"药铺，著有《古本难经阐注校正》。弟子洪禾生行医汉
口，颇著医名。

柳一安（1883—1946年），即僧谛融，驻锡甬上，精针灸，擅用
雷公灸。

康维贤（1884—1977年），慈溪人。擅治目疾，与弟维恂合著
《眼科菁华录》。

叶士林（1886—1977年），慈溪人。擅治血症，名闻甬上，改编
《郑氏瘄略》。

陈乔青，慈溪人。承父之医业，悬壶沪上，有医名。

严鸿基，慈溪人。张和菜（本书前有传略）入室弟子，擅女科，
兼专温病。著有《退思庐医书四种》等。

陆圣青，余姚人。擅妇产科，1914年创办历山姚江医院。1946年
赴上海，其子陆中丞承其业，续办历山姚江医院。

王仲生（1887—1941年），镇海人。擅内科，对温病研究至深，
子侄辈多承其业。

陈绍裘（1887—1941年），鄞县人。精内科，擅治温病，有门生
数十传其术。

罗哲初（1888—约1944年），广西人。1929年来宁波行医，临床
诊断以方药、针刺并进，同时配以气功治疗，日诊二三百人，名盛当
时。推崇张仲景，对《难经》、《伤寒》、《金匮》研究极深，还多次举
办针刺培训班。1934年到南京中央国医馆任针灸科主任。抗战始避难广

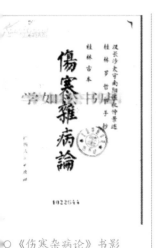

《伤寒杂病论》书影

西，后病贫去世。

张子平（1888—1976年），镇海人，张懋炽（本书前有传略）子。深研《灵》、《素》，对温病、喉科造诣尤深，行医50年。

顾纯素（1889—1962年），奉化人。承父顾瑞扬之传，擅骨科。

罗济安（1890—1949年），四川人，徙居鄞县。早年在上海就读中医，致力中医经典研究，擅内科杂病，历任鄞县中医师公会理监事等。主编医学丛书多种。

李纯益（1890—1971年），慈溪人。承父所传，行医近60年，精内科、外科，尤擅儿科。

余吟观（1891—1964年），字农隐，晚号横秋老人，鄞县人。28岁师事范文虎。1940年至舟山沈家门行医，擅开六郁以和气血，宗轻灵，取清凉宣透，用四逆散独具匠心，巧用柴胡，时称"柴胡先生"。1948年任定海中医师公会监事。1951年发起组织沈家门中医第一联合诊所，任主任。《浙江历代医林人物》、《普陀县志》有传。

张岐山（1892—1958年），宁波人。医传四世，幼承家学，学宗《灵》、《素》，结合祖传针术，行医近50年，悯恤贫病，患者称德。

庄云庐（1892—1966年），镇海人。临床家。1937年与吴涵秋等创办宁波国医专门学校。

刘雪航（1893—1976年），名积劢，字雪航，象山人。早年就读杭州中医专科学校。抗战期间回乡设诊所，组织中医学会，编辑医刊，任中德医院副院长。新中国成立后，历任象城联合诊所、丹城中西医联合诊所负责人，象山县人民医院中医师。擅湿温麻疹、痢疾及妇科。著有《临床医案》2卷。

张运阳（1894—1973年），慈溪周巷（今属慈溪）人。承父业，精《内经》，重气化，对、内、儿、妇科均有心得，曾创制"国医张运阳氏除疟丸"。妻戒碧荫师事运阳，专治妇科。子承其业。

高子京（1894—1977年），余姚石人山（今属慈溪市）人。名医高增宝（本书前有简介）之后，擅长中医内科，以温病学派著称，曾行医于慈溪、余姚、杭州、上海等地。民国时在周巷镇西河沿开设诊所，1955年入周巷联合诊所，1963年被浙江省卫生厅列入名老中医名单。

夏子章（1894—1979年），象山人。承父业，精外科，后转事内科，对疑难杂症更能独辟蹊径。

胡之山（1895—1945年），宁波人，迁居余姚。早年供职北京金融界，后研究医学，兼擅武功，归姚开堂应诊，以古方出奇制胜，以善治温热病见长。1941年，余姚流行霍乱，胡氏一则验方疗效甚佳，应用颇广。曾任余姚中医公会主席，与杨瑞卿齐名。

钟潜英（1895—1979年），名文龙，以字行，余姚人。早年执教之余行医，1925年起专业行医，以中医内科见长，尤长妇、内科。曾任余姚中医公会监事主席、余姚人民医院中医师、余姚县政协常委。

杨瑞卿（1896—1941年），余姚人。自幼习医，弱冠赴沪，创"爱华制药社"，后回姚坐诊"正心堂"，善以温中祛寒药治真性霍乱。

劳祥和（1896—1966年），余姚周巷（今属慈溪）人。为劳双龙10世孙，16岁起学医，21岁自设诊所于师桥，擅长跌打损伤、头颅外伤、刀斧伤、破伤风、正骨入穴等，1919年移诊余姚城，医名扬及邻县，时人誉其医技"横进直出"。曾任余姚中医师协会主席，参与创办《余姚中医师协会会刊》。1942年设诊所于周巷，曾数次为浙东游击纵队救治伤员。1955年参加周巷联合诊所，次年任慈溪县人民医院伤科主治医师，先后培养劳建民等20余人，并破祖训而授秘术于异姓。

劳翔舞，余姚周巷（今属慈溪）人。周巷劳氏伤科传人之一。

陈祥发（1896—1973年），祖籍慈溪。六代业医，擅妇、儿科，颇负时望。

李儒林（1897—1975年），号青莲居士，鄞县人。三世眼科，幼承家学，初专眼科，后转内科，医术精湛，求诊者众。

郑介夫（1897—1976年），慈溪人。始精内科，继转儿、妇科，晚年对喉科、杂病尤有研究，著有《温病条辨歌括》。

毛耕莘（1898—1967年），奉化人。浙江中医专门学校毕业，擅长麻痘科，著有《麻疹汇编》。

徐耕新（1899—1953年），字余藻，宁波人。师从范文甫，临床家。临终嘱子女将所藏医书赠天一阁。

张欧波，宁波人。擅针灸，著有《温灸术研究》。

张俊义，宁波人。曾创办中国东方针灸术研究社，任社长，与人合译日本《高等针灸学讲义》等。

王可贤，宁波人。针灸家，著有《金针百日通》。

沈焕章，宁波人。以医名于时，著有《临证处方学》。

李启源，余姚人。著有《医学衷中参西录》、《医方歌括》。

阮子庄，鄞县人。擅于妇科，用药精练，别具一格，求诊者甚众。

何锡范，鄞县人。熟谙经典，精究脉学，温病诊治，独具匠心。

杨泰基（1900—1970年），余姚人。早年毕业于北京医专，先后在上海、余姚等地行医，曾任余姚县戒烟（毒）所所长。1949年后任余姚县医务协会主席、余姚县人大代表、慈溪县政协委员。晚年研究中医理论，撰有《中西医内科诊治对照疗法》等。

裘如耕（1900—1973年），字退安，慈溪人。精针灸。

王庆澜（1900—1977年），鄞县人。师事范文甫（本书前有传略），尽得师传，长疡科，悬壶甬上，负医名，遣方用药有范氏遗风。娴熟经典，平生服膺王清任，对《医林改错》一书，研究有素。认为王清任提创"活血化瘀"，以及所创诸方，补前人所未备，于临床杂证之治，用之切实。所传门人多为甬上之佼佼者。

刘泗桥（1901—1930年），字疑甫，镇海人。师从江阴曹家达，善用古方。曾任淞沪教养院义务医生。有译著《皇汉医学》。

徐炳南（1901—1940年），鄞县人。师从眼科名医姚和清（本书前有传略），后转范文虎（本书前有传略）学内科，皆得其传。

张百川（1901—1990年），鄞县人。师从王云生，复随范文虎（本书前有传略），精内科，擅用时方，诊病谨慎。

柯圣沧（1903—1969年），字兴治，号金奎，宁波人。祖大耀，父永镐，世业外科，行医甬上。

陈益浦（1904—1968年），号江海，宁波人。范文虎（本书前有传略）嫡传弟子。擅治肝病。

朱裕光（1904—1980年），宁海人。出身中医世家，就读上海中医学院，受聘宁海城关益寿堂、梅林保和堂，潜心医道40余年，精妇科。晚年将秘藏单方、验方全献国家。著有《时病论诸法歌诀》。

林友源（1905—1961年），奉化人。师事范文虎（本书前有传略），精内科，以治时疫热病见长，乡人誉之为伤寒家。

徐祖青（1905—1984年），宁波人。擅外疡，精蛇伤。

王荫伯（1907—1961年），镇海人。长于内、妇科，擅用时方，用药以清灵见长。

劳修德（1907—1979年），亦精伤科，与兄劳祥和（本书前有简介）齐名。至今劳氏世传其业。

陈凤翔（1908—1960年），余姚人。妇科名医陈成章（本书前有简介）孙。于内科、妇科结合西医疗法，为祖传妇科开辟新径。曾任余姚中医师公会理事长、上海第八中医联合诊所医务组长。

胡祥庆，余姚人。名中医，著有《中医疡科内治手册》。

华志禄（1910—1985年），慈溪人。名医，擅长中医外科。

刘彭年（1911—2000年），宁波人。一生从医，对中医儿科多有研究，发表过不少论文，对儿科工作精益求真，患病儿童经他医治得以康复。如小儿麻痹症、小儿腹泻、小儿肺炎等等疑难杂症，都相继攻克，在宁波地区一直很有名气。

沈仲理（1912—2008年），慈溪人。5岁进私塾，继进小学和中学。1927年入上海中医专门学校，为攻读更多中医书籍，把祖父给的零

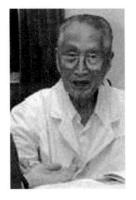
○沈仲理

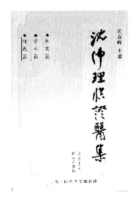
○《沈仲理临证医集》书影

用钱积蓄起来买廉价的石印本医书，刻苦研读。此外还阅读许多西医学方面的著作，用以开拓思路，为以后的医疗、教学、科研打下了基础。1931年毕业，师从上海名医丁甘仁先生的长孙丁济万，历时2年多，为丁济万所器重，并被推荐到丁济万主办的华隆中医院任病房住院医师，临床专长中医内、妇科疾病的诊治。早年擅长治疗温热病，晚年专攻子宫肌瘤、卵巢囊肿等妇科疾病，以及心血管等内科疾病。他学验俱佳，并重视中药新药的研发，为中医事业作出了贡献。

李良模（1913—1948年），慈溪人。幼承庭训，后入中医专门学校及南京中央国医馆深造，著有《微言集》。

郑子英（1913—1978年），宁波人。未冠学医，善用经方。师从承淡安，后赴苏州中国针灸研究社，归甬后以针灸为主。

陆云响（1913—1985年），鄞县人，陆氏伤科第七代传人，15岁独立应诊。1937偕其丈夫陆清帆至沪设诊所于石门一路，每能药（手）到病除，1958年入静安区第二联合诊所，次年入静安区中心医院。子女陆念祖、陆安琪皆传其业。陆念祖任上海静安区中心医院伤科主任，擅长银针，人称"神针陆"。

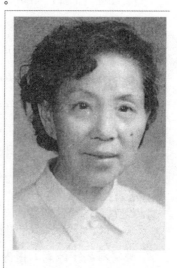

○陆云响

陈念真（1913—　　），慈溪人。早年毕业于金陵大学预科班，体屡罹病改攻岐黄，后毕业于兰溪中医专科学校、中央国医馆特训班，先后行医于南京、武汉、重庆、西安等地，医名渐著，曾任西安国医公会理事长。1953年后历任浙江医科大学附属第一医院、第二医院中医科主任，并执教浙医大中医课程，工于中医内、妇、儿科，尤擅治肾病。"文革"期间受迫害而退隐。改革开放后任西湖中医研究所所长。著有《中医肾病学》等。子陈汛、陈感传其术。

康振民（1914—1988年），又名康宁，名医康维贤（本书前有简介）子，高中毕业后随父学医，后又拜著名眼科医师余本由学医4年。1941年在周巷设诊行医，1953年进入周巷卫生所。医名一时。

胡恺梯（1917—1980年），鄞县人。毕业于上海中国医学院，复入吴涵秋门下，擅内、妇科，诊病谨慎，得患者信赖。

冯忠琦（1917—1998年），余姚人。师从吴涵秋（本书前有传略），后任宁波国医专门学校教师兼检验室主任。1952年组织成立第六联合卫生所，任所长4。1953年入宁波第三医院中医科。历任宁波市中医协会主任委员、中国农工民主党宁波市副主委、宁波市政协常委兼副秘书长等职。著有《临床心得》等。

冯美章（1919—1966年），宁波人。曾函授于苏州中国针灸研究社，后入宁波中医门诊所，擅长轻柔无痛针法，针治内科杂病多有良效。

董维和（1919—1972年），字味和，号纯学，宁波人。董廷瑶（本书前有传略）子。擅儿科。著有《麻疹的防治》。

王　谟，宁海人。出世医之家，幼习岐黄，投剂辄效，邀者接踵。

姚渭木，宁波人。擅内、眼科，有医名。

柯定孚，宁波人。擅长指外科。

包东生，宁波人。精喉科。

周时通，奉化人。精眼科。

胡焕章，奉化人。中医世家，有医名，曾任奉化中医协会会长。

刘竹亭，象山人。精医，远近闻名。

郑安国,字子恕,象山人。名中医,著有《子恕诗稿烬集》。《宁波耆旧诗》收有其诗作。

郑鼻峰,象山人,名中医,精内科。1939年,象山县中医学会成立,任理事长。1940年,与刘雪航在僧传常支持下创办中德医院。1985年2月,象山县中医院成立,任名誉院长。

姚芳蔚(1921—　),宁波人。出身中医眼科世家,名医姚和清(本书前传略)子。1946年通过医学执业考试,悬壶沪上,1952年进入上海市眼科防治所。曾任中华全国中医学会眼科专业委员会副主任委员,中国中西医结合学会眼科专业委员会副主任,上海市中医学会眼科学会主任委员,上海市中医学会常务理事,上海市中医药学会第一届理事会顾问,上海市第一、第二届食疗研究会理事,《上海中医药》杂志编委会委员,中国传统医疗康复旅游服务部高级医学顾问,上海市高级科学技术专业干部技术职称评定委员会中医专业评审组成员。现任

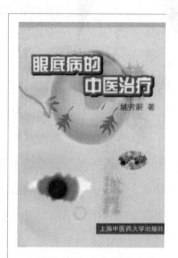

○姚芳蔚著《眼底病的
中医治疗》书影

上海市第三届食疗研究会理事顾问,上海市中医药大学专家委员会名誉委员,上海市中医药研究院专家委员会名誉委员,上海国际健康医疗中心专家委员,《中西医结合眼科》杂志主编,载入《上海当代名医列传》、《中国当代医界精英辞典》、《中国名医列传》、《当代世界名人传》及《国际著名医学专家传记》之中。曾获1979、1981年上海市卫生局先进工作者称号,1995年被评为"上海名中医"。发表论文60余

篇，著有《眼科证治经验》、《眼病食疗》、《眼底病的中医治疗》、《五官科手册》、《儿童眼病诊治》、《近视弱视患者必读》、《中医眼科全书》、《保护视力、预防近视》、《眼科名家姚和清学术经验集》、《眼底病中医治疗临床研究》等。

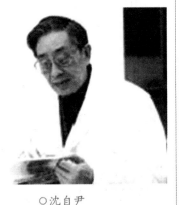

○沈自尹

沈自尹（1928— ），镇海人。1952年毕业于上海医科大学医疗系本科，是年8月广州岭南医学院高师班学习，1953年8月返回上海医科大学第一附属医院（华山医院）任内科助教，1955年师从著名老中医姜春华教授，因继承和发扬医学遗产卓有成绩，1959年师徒共获卫生部颁发的"发扬医学遗产"金质奖章。历任上海医科大学（现复旦大学医学院）附属华山医院教授、博士生导师、中医教研室主任、中西医结合研究所所长、国务院学位委员会学科评议组成员、卫生部中药评审委员会主任委员、复旦大学医学院（原上海医科大学）中西医结合研究所名誉所长、中西医结合博士后流动站站长、《中国中西医结合杂志》副主编等。1997年当选为中国科学院院士。从事中西医结合研究，特别是首次在国际上证实肾阳虚证有特定的物质基础，并将主要调节枢纽定位在下丘脑，对中医向现代化发展作出重要贡献。

胡焕章（1929— ），奉化人。出身中医世家，早年即受祖父传授。1947年经考试院中医师考试及格，始独立应诊。1955年调至安徽省卫生厅从事中医中药调查。次年考入上海第一医学院医疗系，1961年毕业，分配至北京中医院附属医院，1978年调至卫生部中医研究院研究生部任教。1983年调至深圳中医院。先后参与国家课题冠心病研治等，发表论文多篇。

贺承钧（1929— ），宁波人。1954年毕业于大连医学院，1956年入上海市中医院研究班，1959年结业，到安徽中医院执教。1969年调至安徽省立医院，擅长中医内、妇科，历任中医科主任医师、中国中西医结合学会安徽分会副理事长等。除发表论文外，还编有《中医学教材》等。

屠呦呦（1930— ），女，宁波市人。1948年入宁波效实中学，1950年入宁波中学就读高三。1951年考入北京大学医学药学系，1955年毕业于北京医学院（该院1952年年底自北京大学独立建院，2000年4月回归北京大学，后改名为北京医科大学，现为北京大学医学部）药学系，分配至卫生部中医研究院（现中国中医研究院）中药研究所工作至今。1959—1962

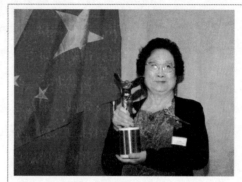

○屠呦呦

年，参加卫生部全国第三期西医离职学习中医班，系统学习中医药知识。期间于1958年被评为卫生部社会主义建设积极分子。1969年以中医研究院科研组长身份加入"523项目"——集全国科技力量联合研发抗疟疾新药项目。1971年，屠呦呦领导的研究小组受中医典籍《肘后备急方》启发，经反复筛选、试验，将目光锁定青蒿，经190多次失败后，终于制取出青蒿素。1977年，以"青蒿素结构研究协作组"名义撰写论文《一种新型的倍半萜内酯——青蒿素》发表于《科学通报》，引起世界各国密切关注和高度重视。1978年，青蒿素抗疟研究课题获全国科学大会"国家重大科技成果奖"，1979年，任中国中医研究院中药研究所副研究员。同年，青蒿素研究成果获国家发明奖二等奖。1980年聘为硕士生导师。1984年，实现青蒿素人工合成，同年青蒿素的研制成功被中华医学会等评为"建国35年以来20项重大医药科技成果"之一。1985年，任中国中医研究院中药研究所研究员。1987年，被世界文化理事会授予阿尔伯特·爱因斯坦世界科学奖状；1992年，双氢青蒿素被评为"全国十大科技成就奖"；1997年，双氢青蒿素被卫生部评为"新中国十大卫生成就"。2001年被聘为博士生导师。2009年，获第三届（2009年度）中国中医科学院唐氏中药发展奖；2011年9月，青蒿素研究成果获美国拉斯克临床医学奖。现任中国中医科学院终身研究员兼首席研究员、青蒿素研究开发中心主任。著有《青蒿及青蒿素类药物》及论文多篇。

徐启刚（1931—　），镇海人。1955年毕业于上海第一医学院医疗系，1956年至1857年入沈阳医学院进修，后入甘肃省人民医院，先后在理疗科、脑系科、神经内科工作，期间或脱产，或自学中医，曾任中华医学会神经精神科学会甘肃分会副主任委员、甘肃省干部保健院技术顾问、中国管理科学研究院兼职教授等，发表论文多篇。

丁继华（1932—　），奉化人。1954年毕业于哈尔滨医科大学。曾任中国中医研究院骨伤科研究所长、党委书记兼所长，现任理

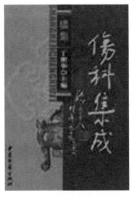

○《伤科集成》书影

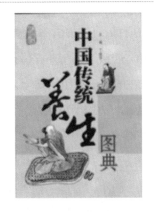

○《中国传统养生图典》书影

论、信息研究室主任。兼任中国中医研究院专家委员会、高级职称评定委员会、学位委员会委员，中国残疾人康复协会常务理事，中华全国中医药学会骨伤科专业学会顾问及《中国骨伤》、《中国骨伤科杂志》副主任委员，美国高等医学教育学院名誉教授、美国中医药研究院顾问、深圳大学客座教授。先后主持过三项国家级科研课题：国家中医药管理局课题"中医骨伤科古医籍的整理研究"（获中国中医研究院成果奖）、国家自然科学基金课题"现代中医骨伤科三十家流派特长的研究"（获国家中医药管理局科技进步奖）、国家中医药管理局课题"益肾填精法治疗老年骨质疏松的临床和实验研究"。著有《中医骨伤科荟萃》、《中医骨伤科基础》、《中医骨伤科基础学》、《中医骨科各家学说》、《中医历代医粹》、《现代中医流派精华》、《中医骨伤科集成》；主持点校有《跌打损伤回生集·全体伤科》、《名家跌打损伤真传》、《少林伤科》和《武经荟萃》等。其中《中医骨伤科荟萃》被评为全国优秀图书，并获全国中医古籍、工具书奖。先后在国内、外发表《中医、中西医结合对骨伤科疾病的治疗》等数十篇学术论文。1987年被英国剑桥传记中心收入《世界名人录》；1992年开始享受国务院特殊津贴。

姜廷良（1933— ），余姚人。1966年上海第一医学院病理生理专业研究生毕业，1980至1982年在美国作访问学者。多年来致力于抗肿瘤方面的药物研究，成绩斐然。获国家级、部局级科技成果奖多项。曾任中国中医研究院中药研究所所长，现任世界卫生组织传统医学中心主任、国家药典委员会委员、国家新药研

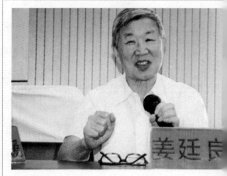

○姜廷良

究和开发常务专家委员会委员等多项职务和10余个全国性专业学术刊物主编。研究员,博士生导师,博士后指导教师。

乐兴祥(1933年—　　),宁波市北仑区人。1950年考入青岛国立山东大学医学院。1953年加入中国共产党。1955年毕业后留校任医学院外科学助教,并被推荐到北京参加中央卫生部邀请苏联专家任教的医疗体育师资进修院深造,拜名中医杜自明为师,在中医研究院进修整骨按摩。乐兴祥牢记"胜人者有力、自胜者方强"的做人名言,潜心奋进,战胜自己,在前进道路上一步一个坚实的脚印,逐步晋升为外科住院医师、外科主治医师、副主任医师、副教授、教授和医学院临床教学部主任及附属医院副院长等职。1987年被评为山东省"优秀教师",1993年被评为"全国优秀教师",1994年获中华国际医学交流中心1993年度"林宗扬1994年被评为"青岛市教育名家"。曾发表论文20余篇,并主编、参编专著8部,有《中国整骨经验概述》、《膝关节外科》、《腕关节外科》等。1990年由国家公派到澳大利亚墨尔本市MONASH大学教学医院PRINCEHENRY'S与ALFRED医院工作访问一年。1993年获国务院"政府特殊津贴"。1994年12月31日退休后继续被返聘为督学及从事临床工作。

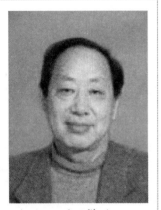

○乐兴祥

医学教育奖",

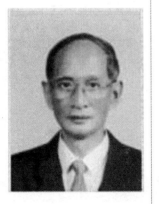

○郁文骏

郁文骏(1934—),宁波人。1951年入铁道部哈尔滨医士学校公共卫生专业,1953年毕业留校任教。1954年调铁道部成都卫生学校,任临床学科委员会代主任。1956年入成都中医学院医学系，1962年毕业留校任教。历任中医儿科教研室秘书、副主任，医学系主任等职。1987年升教授，任硕士生导师。曾师承本校李斯炽、唐伯渊以及全国著名中医专家王玉润（上海）、王伯岳（北京）、江育仁（南京）等名师，长于内儿科杂病的诊治，尤其潜心于研究痼症的防治。著有《内经新识》、《四言医学》、《内儿科学》、《中医病因病机学》、《实用中医儿科学》。

严世芸，（1940— ）宁海黄坛人。教授，博士研究生导师，中医门诊部特约专家，上海市名老中医。曾任上海中医药大学校长，上海中医药研究院院长。国务院学位委员会学科评审组成员。全国高等医学教育学会副理事长。全国高等中医教育学会副理事长。上海市学位委员会副主任。上海市中医学会副会长。《辞海》中

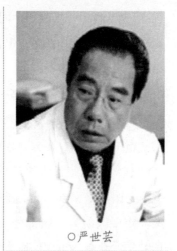

○严世芸

医学科主编。《中华医学杂志》编委。擅长中医内科，对中医治疗心脑血管疾病及疑难杂症，疗效显著。著有《中医历代各家学说》、《中医学术史》、《中医学术发展史》、《中医人才学》、《中国医籍通考》、《中国医籍大辞典》、《内科名家严苍山学术经验集》、《增辑汤头歌诀与续集》、《张伯叟医案》、《宋代医家学术思想研究》等专著26部。发表《祖国医学的继承、渗透和发展》等论文30余篇。曾获国家教育部优秀教育成果二等奖、国家教育部科技进步二等奖等，曾获上海市劳动模范称号。

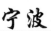
第三节　各级名中医简介（生年为序）

1983年以来，浙江省人民政府先后公布浙江省名中医6批，宁波市有：1983年：钟一棠（市中医院）、张沛虬（市中医院）、赵炯恒（余姚县中医院）。1996年：叶海（市中医院）。1997年：洪善贻（市中医院）、黄志强（市一院）、赵国仁（奉化中医院）。1998年：王晖（市中医院）、王明如（市一院）、张迪蛟（慈溪二院）、张谟瑞（溪口医院）。2001年：陈学达（鄞州医院）、沈力（市二院）。2008年：董幼祺（市中医院）、崔云（市中医院）。

1991年以来，人事部、卫生部、国家中医药管理局先后公布四批全国中医药专家学术经验继承工作指导老师，宁波市有：1991年：钟一棠（市中医院）、张沛虬（市中医院）、赵炯恒（余姚市中医院）。1997年：叶海（市中医院）。2002年：王晖（市中医院）、洪善贻（市中医院）、黄志强（市一院）。2008年：董幼祺（市中医院）。

2009年4月，宁波市人民政府公布宁波市名中医：董幼祺（市中医院）、崔云（市中医院）、王邦才（市中医院）、周建扬（市中医院）。

赵炯恒（1914—2000年），字卓人，余姚人。1930年受业于浙东名医吴涵秋，满师后又选送至苏州国医研究院学习，毕业后返甬辅佐吴涵秋创办宁波国医专科学校，既执教又负责附设诊疗所门诊。1955年入浙江省中医进修学校学习，次年调至余姚市人民医院中医科。1978年调至余姚县中医院，任副院长、院长、名誉院长。从医60余年，精于中医内、妇科，晚年以内科为主，以脾胃、肝胆病侧重，尤善温热病治疗，临诊阐发病机，重视气化功能，用药组方新异，深中肯綮，擅长攻下，不忘扶本，医名斐然。曾当选为余姚县（市）人民代表，余姚市人大常委会委员，余姚市科协副主席，余姚县（市）及浙江省中医学会会长、副会长、常务理事。1983年被评为省名老中医。1985年加入中国共产党。1991年被评定为首届全国中医药专家学术经验继承工作指导老师。著有《晚馨斋临床浅得》，另有20余篇论文发表。

钟一棠，1915年生，镇海人。出身中医世家，15岁入上海中医专门学校，翌年上海中医专门学校改为上海中医学院，毕业后从其兄钟一桂学习中医二年余，然后独立悬壶甬城。1952年参加宁波市江北区第五联合诊所。1955年任宁波市卫生局医疗预防科副科长。1958年调入宁波市第一医院中医科。1977年受命筹建宁波市中医医院。1980年任该院院长，5年后任该院顾问，直至2000年退休。临床60余年，历起沉疴，声誉鹊起。实践经验丰富，凡外感

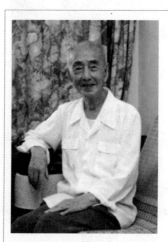

○钟一棠

六淫、内伤七情之治颇能得心应手。撰写《中医内科病名与诊断》、《中西医内科病名对照参考》、《中药学补充教材》以及临床多年经验之著《无我斋内科证治》、《诊余随笔》、《中医热、血、痛、厥四大急症辨治》等。《钟一棠医疗精华》由宁波出版社出版。历任中国中医学会首届理事，浙江省中医学会副会长，宁波市中医学会理事长。市科协委员、顾问。市人大代表、市政协常委。中国农工民主党宁波市委副

主席、名誉副主席。曾多次被评为省、市卫生系统先进工作者，市劳动模范，三次被评为中共优秀党员。1983年被授予"浙江省名老中医"称号；1991年被评为全国五百名老中医药专家之一；1992年被评为全国有突出贡献的科技人员，享受国务院特殊津贴。

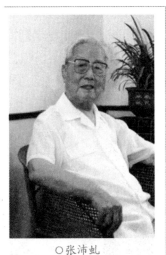

○张沛虬

张沛虬（1916—2009年），宁波人。1938年毕业于上海新中国医学院。早年曾任镇海县柴桥区卫生所所长及鄞县（今宁波市）寿义会施诊所主任。1957年筹建宁波市苍水联合诊所，并任所长。1977年与几位热心中医事业的同道一起，筹建宁波市中医医院，并任副院长。1982年被省人民政府命名为省名老中医。1984年退居二线，担任该院技术顾问。1990年被国家中医药管理局评为全国500名老中医药专家之一。1993年起享受国务院特殊津贴。从医70年，学宗经典，熟谙中医理论，临床经验丰富。平素博采众方，择善而用，治急腹症以通为用，疗顽病有攻有守，认为毒药猛剂善起沉疴，虫类搜剔能疗痼疾。对肾病、脾胃病、肝胆病、痹病等作过深入研究，并取得明显的成效。治学严谨，学验俱丰，发表61篇学术论文。整理刊出《仲景方临床应用》、《药对经验集》、《中医临床手册》等著作。另著有《痹病论治学》。历任宁波市人大代表，市政协委员、常委，农工民主党宁波市委委员、常委、秘书长、顾问。1987年起曾相继被聘为浙江省中医药人员高级职务评审委员会委员、浙江省卫生厅药品评审委员会委员、全国中医痹病专业委员会顾问，同时还担任中华中医药学会宁波分会副理事长，全国中西医结合研究会宁波分会顾问等职。

赵国仁，1937年生，新昌人。主任中医师。浙江省中医学会男性分会副主席，宁波市中医药学会常务理事，奉化市中医药学会名誉会长。曾任奉化市中医院副院长、名誉院长，奉化市人大副主任。获世界传统医药大系优秀成果奖、省市优秀论文奖及奉化市有突出贡献科技人员、奉化市十佳白求恩式医务人员、奉化市先进工作者称号。擅长中医内科，以中医消化、泌尿、生殖系统疾病为专长。长期进行临

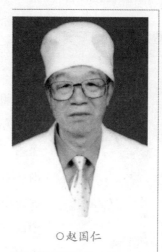

○赵国仁

床工作，对肾炎、男性病、萎缩性胃炎的治疗有独特的经验。慢性萎缩性胃炎采用清热解毒、活血化瘀、疏肝理气、健脾和胃、滋养胃津等法治疗，创制香茶花芽汤，曾被列入宁波市科研项目。合著有《实用中国养生全书》，在省级以上医药杂志上发表学术论文76篇，6篇获国际奖，多篇获国家、省级奖。1997年被浙江省人民政府授予省名中医称号。

陈学达，1937年生，绍兴人。主任中医师，浙江省名中医，浙江省中诊断医学会理事，宁波市中医药学会副会长、常务理事、理事，擅长胆囊炎、胆结石、慢性胃炎、慢性肠炎等疾病的诊治。从事中医

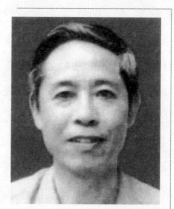

○陈学达

内科医疗工作45年，具有丰富的临床经验，发表杂志论文43篇，著有《名医谈胆石病》。

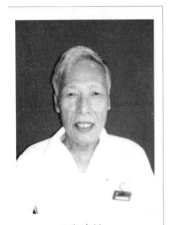

○张迪蛟

张迪蛟，1937年生，慈溪人。主任中医师。出身中医世家，幼承家学，熟谙经典，博采众长，发皇古义，融会新知。1966年毕业于浙江中医学院，从医50余载，学验俱丰。临床上主张知行合一，善用经方，灵活化裁，屡起沉疴，学验具丰，擅治中医内、妇等科疑难杂症，著作颇多，声名卓著。为浙江省中医研究院研究员、教授，浙江省名中医和慈溪市名老中医，曾为中华中医药学会会员，曾任浙江省中医内科学会常委，宁波市中医药学会常务理事，慈溪市中医药学会理事长、顾问，慈溪市政协副主席等职。

张谟瑞，1938年生，奉化人。奉化市溪口医院主任中医师、中医科主任、正院长级调研员。1963年上海中医药大学医疗系毕业。曾任浙江省第五、六届人民代表，奉化市第九、十、十一届人民代表大会常务委员会委员，奉化市第三、四届政协常委，奉化市第五届政协委员。曾在江苏无锡华东疗养院、浙江省奉化市人民医院、宁波市卫生学校等单位长期从事中医临床、教育和科研工作。富有临床经验。发表论文60余篇。专著有《常见疾病的饮食宜忌

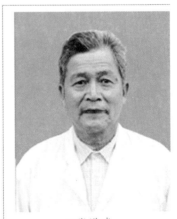

○张谟瑞

和中药的煎服法》（人民卫生出版社1996年8月出版）、《蛇咬伤防治170问》（金盾出版社1998年8月出版）。曾参加学苑出版社出版的《实用中国养生全书》"情志调摄法"的编写。擅长治疗类风湿性关节炎、胆囊炎、胃炎、闭塞性脉管炎、慢性肠炎、糖尿病等疾病。对毒蛇咬伤的治疗和蛇毒的临床应用富有研究。近年来对癌肿的治疗积累了一定的经验。1976年被评为浙江省先进生产工作者、劳动模范。1999年3月被评为浙江省名中医。

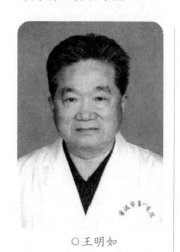

○王明如

王明如，1940年生，鄞县人。浙江省名中医，宁波市中医学会常务理事，宁波市中西医结合学会常务理事。宁波市首届中医班学徒。1960年毕业于宁波卫校中医班。曾两次参加中国援马里医疗队，多次去香港参加疑难病会诊。从事中医内科临床工作45年。曾在浙江省中医院、西山医院，上海曙光医院，上海市中医门诊部进修内科、针灸等。熟谙中医典籍，勤学西医理论，医术上博采众长，精益求精，强调辨病与辨病相结合，处方简洁，用药灵活，擅治内科杂病。在省级、国家级医学杂志上发表论文40余篇，著有《范文虎医案》、《名医谈肾炎》。参与的科研项目获浙江省医学科学技术进步二等奖，多篇论文获宁波市、浙江省及全国有关奖项。

叶海，1940年生，温州人。主任中医师，浙江中医药大学兼职教授，第二批全国中医药专家学术经验继承工作指导老师，浙江省名中医，享受国务院特殊津贴。曾任宁波市中医院副院长。从事中医骨伤临

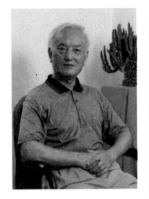

○叶海

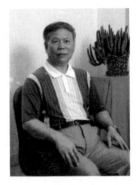

○王晖

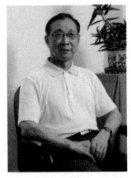

○洪善贻

床工作40余年，擅长中西医结合治疗各类复杂性骨折、脱位及软组织损伤，颈、腰椎间盘突出，骨缺血性坏死及骨质疏松症等症。研制的"速热祛痛灵"一药，于1988年获准批量生产，投放市场。撰写论文20篇。著有《陆银华治伤经验》、《骨质疏松症》。

王晖，1941年生，镇海人。主任中医师，浙江中医药大学兼职教授，第三批全国名老中医药专家学术经验继承工作指导老师，享受国务院特殊津贴，浙江省名中医。曾任宁波市中医院院长，现任浙江省中西医结合学会内分泌分会副主任委员，浙江省中医药学会副会长，宁波市中医药学会会长，宁波市医师协会副会长，宁波市政协委员，宁波市科协委员。从事中医临床和教学工作40余年，擅长运用中医"气学"理论治疗糖尿病、冠心病、更年期综合征、眩晕综合征、湿温病、情志失调病、高脂血症、胆胃病等多种疾病。为宁波市中医糖尿病专科学术带头人，宁波市中医糖尿病专科被国家中医药管理局评为国家"十一五"重点专病建设项目。发表论文60余篇，著书6部，其中一项获浙江省中医药科技进步三等奖，二项获省中医药科技进步三等奖。

洪善贻，1941年生，镇海人。主任中医师，浙江中医药大学兼职教授，浙江省名中医，第三批全国老中医药专家学术经验继承工作指导老师，享受国务院特殊津贴。曾任宁波市中医院院长。从事中医内科临床、教学、科研及医院管理工作40余年，擅长治疗老年性眩晕、老年糖尿病及消化性溃疡、慢性胃肠炎及肿瘤等疾病。撰写论文30余篇。主持和参加的二项科研项目，分别获宁波市科技进步奖和浙江省医学科技三等奖。1997年曾赴马来西亚讲学考察。

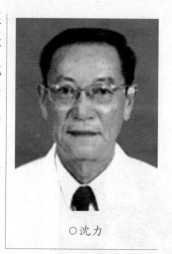

○沈力

沈力，1941年生，奉化人。主任中医师。1967年毕业于浙江中医学院。从医40年来，对恶性肿瘤的中医药治疗有独到之处，尤其对癌症手术后、放化疗后及各种晚期肿瘤病人的诊治更具有特色。此外，除潜心于恶性肿瘤的临床实践与研究外，又擅长于神经系统、消化系统、呼吸系统等各种疑难杂症的中医药诊治。对这些疾病的不同阶段提倡"据症、求医、别病、辨证"的方法进行"因人而异"的治疗，疗效卓著。撰写有关癌症治疗等医学论文近20篇，发表在省级以上的医学期刊上。著有《名医谈中风》。宁波市癌症康复协会成立后，兼任该会副会长。2001年被浙江省人民政府授予"浙江省名中医"称号。

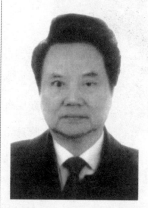

○黄志强

黄志强，1942年生，宁波人。主任中医师，国家级名中医，宁波大学医学院教授，原宁波市第一医院院长，宁波市中医学会副会长，中华医学会宁波市副会长，宁波市医师学会副会长。现任宁波市灵塔医院名誉院长，宁波市老年卫生工作者协会副会长，宁波大学医学院教授，宁波市人大代表、政协委员。被政府授予突出贡献的科学技术工作

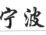

者称号，1996年被评为浙江省名中医，2003年被评为国家级名中医。注重中医内科研究，运用中西医理论诊断治疗疾病，在内科领域能巧妙把握疑难疾病的创新治疗方法，对中西医理论能有机结合、互相为用，从而明显提高了治疗水平，尤其对肝炎、肝硬化、中风、偏瘫、肿瘤等都有独特的疗法和丰富的治疗经验。所写的学术论文及主持的科研项目曾多次获奖。

董幼祺，1953年生，鄞县人。主任中医师。浙江中医药大学硕士生导师、兼职教授。董氏儿科第五代传人。现任宁波市中医院副院长，中华中医药学会儿科专业委员会理事，中华高等教育研究会儿科分会理事，宁波市中医药学会理事，上海董氏儿科工作室顾问。从事中医儿科临床、教学和科研工作近40年。擅长运用中医的理论体系治疗呼吸系统和消化系统之常见病如反复感冒、咳嗽、急慢性支气管炎、哮喘、急慢性泄泻、急慢性胃炎、肠系膜淋巴结炎、厌食、疳积，以及假性早熟、多动症、抽动症、反复高热惊厥、过敏性紫癜、癫痫、川崎病等疑难疾病。

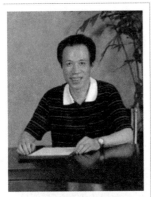

○董幼祺

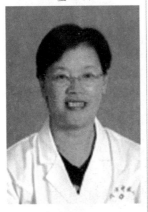

○周建扬

周建扬，女，1954年生，奉化人。主任中医师，宁波市名中医，浙江中医药大学硕士生导师、兼职教授。现任宁波市中医院医务科科长、中国中西医结合学会内分泌分会委员等职。从事中医内科学临床、教学和科研24年，是浙江省中医重点专科糖尿病专科后备学科带头人，该科已被国家中医药管理局评为国家"十一五"重点专病建设项目。师从于全国名老中医钟一棠，擅长以中医为主，中西医结合方法治疗内科各种疑难疾病，尤其致力于内分泌（糖尿病、甲亢等）疾病的研究。

　　崔云，1961年生，宁波人。医学硕士，主任中医师，浙江中医药大学硕士研究生导师、兼职教授。现任宁波市中医院副院长、国际中医男科学会常务委员、中华中医药学会男科分会委员等职。从事中西医结合外科、男科临床、教学和科研25年，系宁波市"4321"人才工程第一层次人选，浙江省中医重点专科建设项目、宁波市首批重点特色中医专科男性专科学术带头人。擅长对男子不育、性功能障碍、前列腺精囊疾病等男科疾病诊治。主持完成的二项科研项目分获浙江省医学科技进步奖和浙江省中医药科技创新二等奖；主编、参编学术著作4部。在国家级和省级以上刊物发表学术论文、译文30余篇。

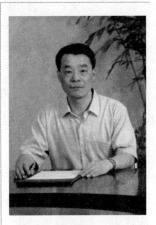

○崔云

　　王邦才，1962年生，奉化人。主任中医师，浙江中医药大学硕士生导师、兼职教授，宁波市名中医。现任宁波市中医院科教科科长，浙江省中医药学会肝病分会委员、医史分会委员、脾胃病分会委员等职。长期从事中医内科临床、科研与教学工作，主攻消化系统疾病，擅长治疗病毒性肝炎、酒精肝、脂肪肝、肝硬化、胃肠病、失眠、慢性疲劳综合征等。

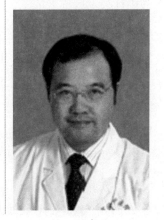

○王邦才

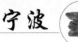

第四节 中医专科世家简介

1. 鄞县宋氏妇科

创始人为唐商丘人宋广平（713—741年）及其妻余氏，传至宋代宋钦，随宋室南渡，定居四明，传至明代，其后嗣宋北川、宋林皋尤显名妇科，擅治经、带、胎、产等疾。宋北川（本书前有简介）撰《宋氏女科产后篇》（又名《四明宋博川先生产后全书》），分欲产总论、生化汤论、治产总论、厥症、血崩等14篇，并有产后方60首。宋林皋（本书前有简介）撰《宋氏女科秘书》。第一部分医论，第二部分妇产科临床证治13门，载方226。此著今尚存明抄本。清代宋金熙定居城区小尚书桥行医，后称老宋家。宋祖玑（本书前有简介）撰《女科秘书》。自清代起，宋氏妇科名号"杏春堂"。清末，另一脉宋紫清（本书前有简介）分居城区谦和当弄行医，称新宋家，名号"济世堂"，撰《妇科秘录》。支脉广布上海、杭州、武汉、嘉兴、舟山、象山等地，相传已40余代、1200余年，流传宁波亦已800余年。宁波宋氏与嘉兴陈氏、山阴钱氏、萧山竹林寺并称浙江女科四大家。（本书附录一有"宋氏妇科源远流长"）

2. 余姚劳氏伤科

创始人为明代余姚周巷（今属慈溪）人劳双龙（本书前有简介），字天池。劳双龙接骨入穴，伤科秘方几可生死肉骨，名闻两浙；劳梦鲤精通岐黄之术，著《伤寒集成》、《理气汇纂》；劳祥和为劳双龙10世孙，擅长跌打损伤、头颅外伤、刀斧伤、破伤风、正骨入穴等，更是一代名医。其同辈劳翔舞、劳修德（本书前有简介）、晚辈劳建民、劳月花、劳月兰等皆长伤科。周巷劳氏伤科在三北（上虞、余姚、慈溪）地区家喻户晓，"劳氏伤科"独特的正骨手法、诊疗技术和祖传医学理论、秘方，为一方百姓造福。

3. 鄞县陆氏伤科

创始人为清代陆士逵（本书前有传略）。陆早年学少林武术，兼习伤科，曾任南明绍兴鲁王府侍卫官，后业医，时人誉为"浙东第一伤科"。以中药制成麻药水。撰《伤科》、《医经通考》。后传至六世孙陆银华（本书前有传略），精于治疗骨折，尤擅治颅脑损伤、海底伤、胸肋内伤，独自成家。弟子叶海、沈敦道，长子陆海善等承其医术。女陆云响（本书前有简介）也传其术，行医于上海。陆云响子陆念祖任上海静安区中心医院伤科主任，人称"神针陆"（本书附录一有"不断进取的陆氏伤科"）

4. 余姚寿明斋眼科

清同治间郑慎斋（本书前有传略）创建，诊所设于余姚城钱家弄，是近代姚城首家眼病专科诊所。郑慎斋也是宁绍地区眼科的奠基人。寿明斋眼科重视外治，有传统外治眼药40余种，其组方、配制有独到之处，远销北京、广州等地。研制的"阳明眼药水"、"宝眼药"、"上清丸"等，由上海爱华药社行销全国。弟子有赵宰元（本书前有简介）、胡瀛桥（本书前有传略）、时乐成、徐德新、姜文明、姜济明（本书前有简介）等，尤以姜氏兄弟为著。其徒于绍兴、上虞等地所开诊所亦名寿明斋眼科。

5. 鄞县范氏内科

创始人为清末范文虎（又名文甫，本书前有传略），鄞县人。范初擅疡科，继专内科，终以治伤寒而名重一时。诊断注重舌诊，多用古方但不泥古，好用峻剂，颇得奇效。有弟子50余人，徐余藻、吴涵秋（本书前有传略）等皆负盛名。再传弟子有宁波冯忠琦（本书前有简介）、余姚赵炯恒（本书前有传略）、镇海童剑琴、上海朱宝楚等。1947年，曾成立范氏医学同学会，会员43人。新中国成立后，整理出版有《范文甫学术经验专辑》、《范氏医案》等。（本书附录一有"范文虎拦棺救人命"）

6. 鄞县董氏儿科

创始人为清末鄞县人董丙辉（本书前有简介），子董水樵（本书前有简介），再传其孙董廷瑶（本书前有传略），行医上海，医名益显，撰《幼科刍言》、《幼科撷要》。弟子张芝光、陈宗炎、董德标得其师传。廷瑶子维和行医宁波，擅治小儿痧、痘、惊、疳诸症，有医名。维和子幼祺（本书前有简介）亦传其业。维和弟子黄根良亦承其术。（本书附录一有"南董儿科新掌门"）

7. 镇海严氏外科

创始人为清光绪间镇海人严海葆（本书前有简介），其早年得天童寺挂锡之僧师传，专疡科，后转中医外科，尤擅治乳腺炎等症，内服、外敷并用。其女严瑞卿（本书前有简介）承家传，毕业于苏州中医专门学校。其弟子闻茂康、刘中柱、邱嗣康分别行医上海、宁波，邱嗣康整理其师医学经验，编有《乳房疾患》。

8. 镇海钟氏妇科

创始人为清代钟章元（1832—1905年）（本书前有简介），原籍镇海庄市梅堰村，迁居宁波。祖父起自研草药医道，父弃农攻医，章元精究医理，擅长妇科，人称"钟半仙"。子纯泮（本书前有简介）、长孙一贯（本书前有简介）、次孙钟英（一桂）（本书前有传略）、三孙一棠（本书前有简介）均精于医道，享誉沪、甬，人称"中医世家"。

此外，尚有鄞县郑氏瘄科、李氏儿科，宁波城区姚氏眼科、包氏喉科、徐氏蛇科，慈溪吴氏花墙门儿科，余姚景氏儿科、康氏眼科、镇剑山中医内科、孙氏眼科等专科世家。

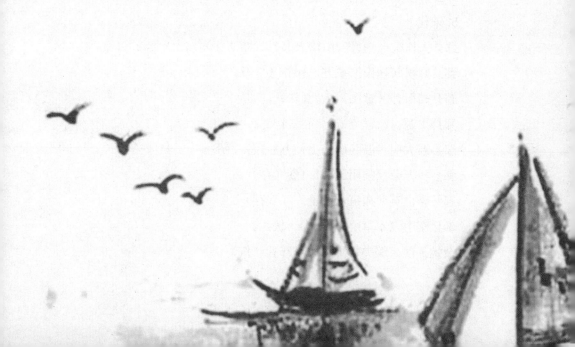

NINGBO
ZHONGYIYAOWENHUAZHI
宁波历代中医著述简目　第二章

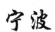

第一节 三国至元代

下列医籍的存佚，据于刘时觉编著、人民卫生出版社2008年版《浙江医籍考》。书名后未括注存、佚者则不详。

1. 三国吴

余姚虞翻《周易参同契注》（佚）。

2. 南朝齐

余姚虞悰《食珍录》1卷（佚）。

3. 唐代

鄞县陈藏器《本草拾遗》10卷（佚）。

4. 五代吴越国

鄞县日华子《日华子本草》20卷（佚）。

5. 宋代

鄞县王作肃《增释安阳治人书》22卷（存）。

鄞县魏岘《魏氏家藏方》10卷（佚）。

鄞县高衍孙《脉图》1卷（佚）。

鄞县史源《治背疮方》1卷（佚）。

鄞县温大明《温隐居海上仙方》1卷（存）。

鄞县桂万荣《棠阴比事》1卷（存）。

鄞县李世英《痈疽辨疑论》（残存）。

奉化李中《本草辨正》3卷（佚）。

余姚王俣《编类本草单方》35卷（佚）。

余姚张永《卫生家宝》1卷（存）、《小儿方》（佚）。

余姚程迴《医经正本书》8卷（存）。

宁海罗适《伤寒救俗方》1卷（佚）。

象山卞大亨《传信方》100卷（佚）。

6. 元代

鄞县陈瑞孙《难经辨疑》（佚）。

鄞县高靓《医书十事》（佚）。

鄞县李植纲《医学论》（佚）。

鄞县陈公亨《难经辨疑》（佚）。

余姚苗仲通《苗氏备急救人方》8卷（佚）。

余姚项昕《脾胃后论》5卷（佚）。

余姚滑寿《素问钞》12卷（存）、《撄宁生要方》、《麻疹全书》4卷（存）、《十四经发挥》3卷（存）、《难经本义》2卷（存）、《本草发挥》4卷（佚）、《本草韵会》（佚）、《诊家枢要》1卷（存）、《明堂图》（佚）、《伤寒例钞》3卷（佚）、《痔瘘篇》（佚）、《医学蠢子书》5卷（佚）、《医韵》（佚）、《医家引彀》4卷（佚）。

第二节 明 代

鄞县陆昂《兰台金匮》（佚）、《元机素要》（佚）。

鄞县吕复《内经或问》（佚）、《难经附说》（佚）、《灵枢经脉笺》（佚）、《五色诊奇胲》（佚）、《切脉枢要》（佚）、《脉绪脉系图》（佚）、《运气常变释》（佚）、《运气图说》（佚）、《四时燮理方》

（佚）、《长沙论伤寒十释》（佚）、《养生杂言》（佚）、《吕复医案》
（佚）。

鄞县董宿《试效神圣保命方》10卷（存）。

鄞县鲍思《感气候集》（佚）、《脉经撮要》（佚）。

鄞县毛云鸡《医学要旨》10卷（佚）。

鄞县张世贤《图注难经》8卷（存）、《图注脉诀》4卷附方1卷
（存）、《伤寒要诀歌括》（佚）、《王叔和脉诀注》8卷。

鄞县张时彻《伤寒金镜录》1卷（佚）、《急救良方》2卷（存）、
《摄生众妙方》11卷（存）。

鄞县高武《针灸聚英》4卷（存）、《针灸节要》3卷（存）、《针
灸直指》30卷（佚）、《针灸要旨》3卷、《痘疹正宗》5卷（佚）、
《射学指南》、《发挥直指》。

鄞县高士《灵枢经摘注》1卷（佚）、《素问捷径》3卷（佚）、
《痘疹论》、《志斋医论》2卷（佚）。

鄞县董晔《广生篇》2卷。

鄞县宋北川《宋氏妇科产后篇》。

鄞县宋林皋《四明宋氏妇科秘书》1卷（存）。

鄞县杜春《医家指要》（佚）。

鄞县万表《万氏积善堂集验方》3卷（存）《万氏家钞济世良方》
6卷（存）、《积善堂活人滋补方》1卷、《积善堂秘验滋补诸方》。

鄞县万邦孚《痘疹诸家方论》2卷（佚）、《增济世良方》1卷
（佚）、《万氏家钞方》7卷、《心印绀珠经》3卷（佚）。

鄞县董光宏《药语》1卷、《广药语》1卷。

鄞县蔡继周《保嗣痘疹灵应仙书》2卷（佚）。

鄞县赵献可《医贯》6卷（存）、《内经钞》（佚）、《素问注》（佚）、《经络考正》（佚）、《正脉论》、《邯郸遗稿》4卷（存）、《胎产遗论》1卷（佚）、《二朱一例》（佚）。

鄞县李斑《医说》（佚）、《经验案》（佚）。

鄞县赵贞观《绛雪丹书》4卷（存）、《痘疹论》（佚）。

鄞县卢铣《痘疹证治要诀》5卷（佚）。

鄞县高斗魁《鼓峰医家正法》1卷、《吹毛编》（佚）、《己任编》8卷、《四明医案》1卷（存）、《萃芳集》9卷（佚）、《鼓峰心法》3卷（存）、《高鼓峰先生医论秘本》1卷（佚）。

鄞县屠本畯《韦佩弦》。

鄞县李用粹《证治汇编》。

鄞县钱雷《藏府证治图说人镜经》之《附录》2卷（存）。

鄞县田日华《鸿飞集七十二问》（佚）。

鄞县张梓《药性类明》2卷（存）。

鄞县张介庵《保生余录》2卷

鄞县太白主人《疹科真传》（存）。

鄞县陈氏《陈氏小儿按摩经》1卷（存）。

慈溪王纶《明医杂著》6卷（存）、《节斋医论》1卷（佚）、《医论问答》1卷（存）、《节斋小儿医书》（佚）、《节斋公胎产医案》（存）、《本草集要》8卷（存）。

慈溪赵继宗《痘疹全书》1卷（佚）、《儒医精要》1卷（存）、《颅经》2卷、《益后全书》2卷。

慈溪翁晋《医宗摘要》。

慈溪陈宏烈《医学艺余》（佚）。

慈溪秦东旸《伤寒烛途》（佚）。

慈溪周南《周通判医案》4卷（佚）。

镇海贺钦《医闾集》（又名《医闾漫记》）。

镇海董一麟《医学问世编》（佚）、《痘疹遗书》（佚）。

奉化周志域《脉学外科痘瘄幼科纂萃》（佚）。

余姚邵讷《易简经验方》2卷（佚）、《本草摘要》1卷（佚）。

余姚史琳《医说妙方》10卷（佚）。

余姚黄济之《本草权要》3卷（存）。

余姚黄渊《难素笺释》8卷（佚）、《本草考证》2卷（佚）、《针经订验》1卷（佚）。

余姚劳天池《劳氏家宝》（存）。

象山李钺《新修荣卫养生用药补泻论》。

第三节　清　代

鄞县董允明《会宗医书》4卷。

鄞县徐凤垣《医学四要》（佚）。

鄞县徐国麟《内经选要》8卷（佚）、《素问抄注》12卷（佚）、《论脉指南》6卷（存）、《伤寒典要》24卷（佚）、《类方选隽》10卷（佚）、《古方八阵》8卷（佚）、《重定新方八阵》8卷（佚）、《海外验方》4卷（佚）、《本草摘方》6卷（佚）、《内科新法》10卷（佚）、《虚痨金镜录》8卷（佚）、《外科别传》3卷（佚）、《重定妇人规》8卷（佚）、《育嗣宗印》6卷（佚）、《剪红真髓》8卷（佚）、

《治痘新传》8卷（佚）、《幼科慈筏》4卷（佚）、《眼科全书》5卷（佚）、《历代名医选案》30卷（佚）、《轩岐学海》19种228卷（佚）、《运气便览注》8卷（佚）。

鄞县王瑞伯《秘授伤科集验良方》1卷（佚）、《接骨秘方》1卷（佚）。

鄞县仇廷权《保婴秘书》5卷（佚）。

鄞县卢真人《疔疮紧要秘方》1卷（存）。

鄞县姚希周《济世经验良方》1卷（存）。

鄞县陈仪《保生夺命方》6卷（佚）。

鄞县郑启寿《郑氏痘略》1卷（存）、《麻痘必读》2卷（存）、《痘科》。

鄞县邵诚苍《痘疹一权手》2卷（佚）。

鄞县沈望桥《沈氏痘疹方》2卷。

鄞县陈奕山《痘科辑要》2卷（佚）。

鄞县应统枚《治疹要言》1卷（佚）。

鄞县应宗炌《痘疹直诀》1卷（佚）。

鄞县许宋珏《伤寒论全书本义》13卷（佚）。

鄞县陈楚湘《本草摘要》（佚）。

鄞县陈书谟《医方论》（佚）。

鄞县陈劢《寿世良方》4卷（存）。

鄞县吕熊飞《眼科易秘》4卷（存）。

鄞县周晃《爱莲书屋医案》（佚）。

鄞县应诗洽《伤寒论读》（佚）、《儿科心法十三诀发挥》1卷（佚）、《幼病要略》1卷（佚）、《种痘要略》1卷（佚）、《治瘖要略》1卷（佚）、《幼科简易集》4卷、《医学问津》（佚）、《答楹儿问》6卷（佚）。

鄞县陈季桐《牛痘余论》（佚）。

鄞县郭水章《灵素精蕴》（佚）。

鄞县林志逊《伤寒汲古一得》（佚）。

鄞县陈莲夫《南阳医政》16卷（佚）。

鄞县宋祖玑《女科秘书》。

鄞县宋紫卿《女科秘录》（佚）。

鄞县李植纲《医学论》（佚）。

鄞县李鸣珂《医学直法》4卷（佚）。

鄞县王美秀《寸心知医案》（佚）。

鄞县郑行彰《郑氏瘖科保赤金丹》4卷（存）。

鄞县顾清廉《黄帝内经节次》（佚）。

鄞县郑昂《人参图说》（存）。

鄞县沈淑慎《藕香室医案》（佚）。

鄞县包镇鲁《喉科杓旨》4卷（存）、《咽喉大纲论》（存）。

鄞县吴晓山《瘖科指南》。

鄞县张德裕《本草正义》（存）。

鄞县王有忠《中西汇参医学图说》2卷（存）。

鄞县沈敦和《鼠疫良方汇编》（存）。

鄞县张和茱《医悟》（佚）、《医案》（佚）、《急治汇编》5种（存）、《五疫症治辨》（存）、《脚气证辑要》（存）、《喉痧治验录》（存）、《戒烟善后策》（存）。

鄞县蔡鸿仪《蔡同德堂丸散膏丹全录》（存）。

鄞县宋凤远《妇科秘录》。

鄞县苏飞卿《宏生堂良药汇编》（存）。

鄞县林翼臣《疯痨臌膈辨》1卷（存）。

鄞县王上达《济生集》5卷（存）。

鄞县陈隆泽《求志居丛书》（存）。

鄞县尹则卿《种牛痘须知》。

鄞县袁氏《原瘄要论》1卷（存）。

鄞县卜氏《妇科秘方》1卷（佚）。

慈溪陆士逵《伤科》1卷（佚）、《医经通考》。

慈溪柯琴《内经合璧》（佚）、《伤寒晰疑》4卷（存）、《伤寒论注》4卷（存）、《伤寒论翼》2卷（存）、《伤寒附翼》2卷（存）（后3种后人汇为《伤寒来苏集》8卷，存）、《医方论》3卷（佚）。

慈溪桂廷嗣《验方随记》1卷（佚）。

慈溪张生甫《虚劳要旨》、《医学达变内外篇》、《张氏方案》（佚）。

慈溪魏灿章《验方随笔》、《辨症集要》8卷（佚）。

慈溪顾榈《验方随记》。

慈溪董懋霖《难经补注》6卷（佚）。

慈溪刘廷桢《中西骨格辨正》6卷（存）、《中西骨格图说》1卷（存）。

慈溪柯怀祖《理虚玄鉴》。

慈溪费志云《诸脉类参》10卷（佚）。

慈溪应其南《济世神针》1卷（佚）、《治疗要诀》1卷（存）。

慈溪应遵诲《新增疗疮要诀》1卷（存）、《刺疗捷法》（存）、

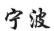
《刺疗捷法大全》（存）。

慈溪韩贻丰《太乙神针心法》2卷（存）。

慈溪俞成甫《急救时症经验良方》（存）。

慈溪叶盛《证治合参》18卷（存）。

慈溪王上英《石云选秘》2卷（存）。

慈溪钱澍田《敬修堂药说》（佚）。

慈溪张子蕃《生生要旨》1卷（存）。

慈溪董慎夫《绿槐堂疹症方论》1卷（存）。

慈溪何其枚《小儿月内种痘神方》（佚）。

慈溪童增华《存心稿》2卷（佚）、《运气便览》（佚）。

慈溪林时彰《疾病补救录》1卷（存）。

慈溪林兆丰《医经通考》。

慈溪宓莲君《清翰自省录》。

慈溪刘受祖《唐隐庐医术》、《医佣新语》、《家庭医鉴》。

慈溪赵文通《赵翰香居验方类编》（存）、《赵翰香居丸散膏丹》。

慈溪叶氏《七十二种疔疮图说》（存）。

慈溪张氏《张氏妇科》1卷（存）。

奉化周尔皇《痘疹心钵》（佚）、《医宗要略》（佚）、《痢症秘诀要略》（存）。

奉化虞仲伦《医方简易》4卷（存）。

奉化李庆恩《瘟疫札要》。

奉化阮贵堂《阮氏妇科》（佚）。

奉化顾德忻《顾氏痦科》（佚）。

奉化李焕文《医略》（佚）。

奉化孙事伦《医语》（存）。

余姚黄宗羲《玄珠密语》（佚）。

余姚黄百谷《难经注》（佚）、《本草注》（佚）、《素问注》（佚）。

余姚严洁、施雯、洪炜《得配本草》10卷（存）、《盘珠集》5种18卷（存）、《脉法大成》2卷（存）、《运气摘要》（存）。

余姚洪炜《虚损启微》2卷（存）。

余姚徐自俊《痘诊论要》2卷（佚）。

余姚夏承天《医学考镜》12卷（佚）、《药性辨》（佚）。

余姚景瑞璇《幼科诊治真传》6卷（佚）。

余姚景炼之《医学知新》4卷（佚）。

余姚周钺《香远居医学举要》1卷（存）。

余姚陈成章《药性歌词》。

余姚劳梦鲤《伤寒集成》（佚）、《六气精蕴》（佚）、《痧疫疹子专门集》（佚）、《理气汇纂》等。

余姚胡凤昌《痧诊度针》2卷（存）、《保赤心筌》8卷（存）。

余姚褚樟轩《伤寒集成》。

余姚胡杰人《霍乱转筋医商》（佚）、《针灸辑要》（佚）、《本草征要》（佚）、《本草别名》（佚）。

余姚郑慎斋《眼科诊治歌诀》。

余姚邵友濂《神验良方》等。

余姚谢抡元《杂证名方》、《温热金壶录》，合辑《姚江谢氏医书》。

余姚康维恂、王桂林《眼科菁华录》（存）、《简明眼科学》。

余姚高杲《治痧全编》2卷（存）。

余姚沈贞《试验良方》2卷（佚）。

余姚张吉《丹崖方书》（佚）。

余姚戴圣震《妇科要方》1卷（佚）。

余姚黄海源《丹方集异》（佚）。

余姚徐友丞《妇女良方》、《急救良方》。

镇海袁峻《外科验方》（佚）。

镇海蒋金铺《临症考证》。

镇海张用均《本草经纬》（佚）、《本草缀遗》（佚）、《本草指隐》（佚）。

镇海陈景泮《经络全图》（佚）。

镇海黄梦鹤《医学折衷》。

镇海邬彬《产后症治经验心法》（佚）。

象山钱捷《山农药性解》4卷（佚）。

象山李如珠《医解》（佚）。

象山赖积忠《伤寒余义》。

象山潘必球《本草注》（佚）、《金匮注》（佚）、《经方注》（佚）。

定海黄以周《黄帝内经集注》9卷（佚）。

定海刘敬烈《舟山瘄述》。

第四节　中华民国以来

宁波刘崇勋《医理浅说》。

宁波颜芝馨《温病条辨歌括》、《志过集》1卷（存）。

宁波姚和清《眼科证治经验》。

宁波周岐隐《伤寒汲古》等。

宁波董维和《麻疹的防治》。

宁波周杨孙《说瘄》。

宁波张欧波《温灸术研究》。

宁波王可贤《金针百日通》。

宁波沈焕章《临证处方学》。

宁波姚芳蔚《眼科证治经验》、《眼病食疗》、《眼底病的中医治疗》、《五官科手册》、《儿童眼病诊治》、《近视弱视患者必读》、《中医眼科全书》、《保护视力、预防近视》、《眼科名家姚和清学术经验集》、《眼底病中医治疗临床研究》

宁波傅方珍《医宗金鉴·妇科心法要诀释》。

宁波张沛虬《仲景方临床应用》、《药对经验集》、《中医临床手册》、《痹病论治学》。

宁波贺承钧《中医学教材》。

宁波郁文骏《内经新识》、《四言医学》、《内儿科学》、《中医病因病机学》、《实用中医儿科学》。

宁波屠呦呦《青蒿及青蒿素类药物》。

鄞县杨翰芳《古文伤寒六经分类表》、《伤寒求真》、《校正女科秘方——浙江萧山竹林寺秘授女科120证》。

鄞县范文虎《外科纪录》、《范文虎医案》、《范文虎学术经验专辑》、《范氏医案征求稿》、《澄清堂遗稿》12卷（佚）。

鄞县宋凤坤《宋氏女科精要》。

鄞县陈颐寿《古本难经阐注校正》。

鄞县曹炳章《喉痧证治要略》、《秋瘟症治要略》、《瘟痧证治要略》等。

鄞县董廷瑶《幼科刍言》、《幼科撷要》。

鄞县吴晓山《瘄科指南》。

鄞县董廷瑶《幼科刍言》、《幼科撷要》。

慈溪叶熙春《叶熙春医案》。

慈溪严鸿基《退思庐医书四种》。

慈溪华志禄《华氏外科医案及验方撷集》。

慈溪陈道隆《陈道隆医案》。

慈溪魏长春《慈溪魏氏验案类编初集》等。

慈溪康维贤、康维恂《眼科菁华录》。

慈溪郑介夫《温病条辨歌括》。

慈溪李良模《微言集》。

慈溪陈念真《中医肾病学》。

慈溪沈仲理《沈仲理临证医集》。

慈溪裘沛然《壶天散墨》、《中医历代各家学说》、《中医各家学说》、《中国医学百科全书·中医内科学》、《上海名医学术精萃》、《新编中国针灸学》、《中国中医独特疗法大全》。

镇海余岩《余氏医述》、《皇汉医学批评》、《释名病疏》、《方言病疏》、《古代疾病名侯疏义》等。

镇海钟观光《本草纲目疏证》。

镇海刘泗桥译著《皇汉医学》。

镇海乐兴祥《中国整骨经验概述》（合著）、《腰椎间盘突出症》（合著）、《腰背痛》（合著）、《临床骨科手册》（合著）、《颈肩痛》（合著）、《腕关节外科》（合著）。

余姚高宝增《高氏内科选案选辑》等。

余姚倪蔚然《临症捷径》。

余姚许勉斋《勉斋医话》、《病理学》、《景岳新方摘要歌诀》、《金匮方诀类编》等。

余姚吴韵仙《重刊刺疗捷法》。

余姚李启源《医学衷中参西录》、《医方歌括》。

余姚冯忠琦《临床心得》、《医学讲稿》。

余姚赵炯恒《晚馨斋临床浅得》。

奉化王宇高《珠岩斋医话》、《本草问答》。

奉化毛耕莘《麻疹汇编》。

奉化胡燕南《四明医话》、《妇科慕要》。

奉化陈滋《中西眼科汇通》。

奉化丁继华《中医骨伤科荟萃》、《中医骨伤科基础》、《中医骨伤科基础学》、《中医骨科各家学说》、《中医历代医粹》、《现代中医流派精华》、《中医骨伤科集成》。

宁海严志韶《联桂轩医案》。

宁海严云《疫经家庭自疗集》。

宁海孔亦峰《病症辨治常识》。

宁海干藻《针灸治痛穴位》。

宁海干人训《中国国医小史》。

宁海朱裕光《时病论诸法歌诀》。

宁海严世芸《中医历代各家学说》、《中医学术史》、《中医学术发展史》、《中医人才学》、《中国医籍通考》、《中国医籍大辞典》、《内科名家严苍山学术经验集》、《增辑汤头歌诀与续集》、《张伯臾医案》、《宋代医家学术思想研究》。

象山刘雪航《临床医案》。

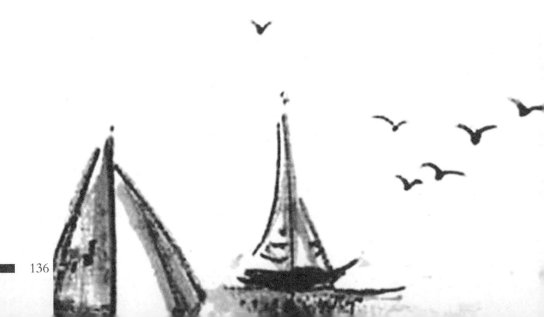

宁波藏书楼所藏医书

第三章

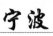

第一节 天一阁

天一阁藏书楼位于宁波市天一街10号，是我国现存历史最久的私家藏书楼，也是世界上现存历史最悠久的私人藏书楼之一。建于明嘉靖四十年至四十五年（公元1561—1566年）之间，原为明兵部右侍郎范钦的藏书处。1982年3月被国务院公布为全国重点文物保护单位，2003年被评为国家4A级旅游景点，2007年又被公布为全国重点古籍保护单位。天一阁现占地面积26000平方米，是一个以藏书文化为核心，集藏书的研究、保护、管理、陈列、社会教育、旅游观光于一体的专题性博物馆。现藏古籍30余万卷，其中珍椠善本8万余卷，尤以明代地方志和科举录最为珍贵。除此，还收藏中国古代医著，大量的字画、碑帖以及精美的地方工艺品。天一阁分藏书文化区、园林休闲区、陈列展览区。以宝书楼为中心的藏书文化区有东明草堂、范氏故居、尊经阁、明州碑林、千晋斋和新建藏书库。以东园为中心的园林休闲区有明池、假山、长廊、碑林、百鹅亭、凝晖堂等景点。以近代民居建筑秦氏支祠为中心的陈列展览区，包括芙蓉洲、闻氏宗祠和新建的书画馆。范钦原藏书中尚存医籍78种。

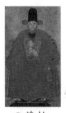
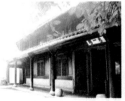
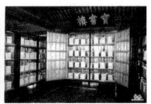

○范钦　　　　　○天一阁藏书楼

天一阁藏医籍78种简目

《遗存书目》之"子部·医书类"46种：

《黄帝内经素问》24卷（存2卷、2册）。

《黄帝素问灵枢经》12卷（存6卷、1册）。

明张世贤图注《图注八十一难经》8卷（存4卷、2册）。

宋唐慎微撰《重修政和经史证类备用本草》30卷（存18卷、8册）。

明王纶撰《本草集要》8卷（存4卷、1册）。

明黄济之撰《本草权度》3卷、附1卷（存3卷、2册）。

明徐彦纯撰《本草发挥》4卷（存1卷、1册）。

明李时珍撰《本草纲目》52卷（存16卷、10册）。

晋王叔和撰、明张世贤注《图注王叔和脉诀》4卷（存3卷、1册）。

隋巢元方撰《重刊巢氏诸病源候总论》50卷目录1卷（存1卷、1册）。

元朱震亨撰、明卢和注《易庵先生编丹溪纂要》4卷（存2卷、1册）。

明王纶撰、薛己注、王朝补遗《明医杂著》2卷（存1卷、1册）。

明刘纯撰《医经小学》6卷（存3卷、1册）。

元杨士瀛撰《新刊仁斋直指附遗方论》26卷（存9卷、1册）。

明方贤撰《奇效良方》69卷（存27卷、6册）。

明徐陟撰《亲验间便诸方》1卷、1册。

明吴嘉言撰《吴梅坡医经会元保命奇方》（存2卷、1册）。

《新刊扶寿精方》2卷（存1卷、1册）。

《经验集方》1卷、1册。

明李日普撰《经验奇方》1卷、《续附》1卷（存1卷、1册）。

《药方类》2卷、1册。

明徐彦纯撰、刘纯续增《玉机微义》50卷（存35卷、7册）。

明楼英撰《医学纲目》41卷（存23卷、19册）。

明叶文龄撰《医学统旨》6卷、6册。

明高铭撰《医学指南》4卷（存3卷、3册）。

明王玺撰《医林类证集要》10卷（存5卷、5册）。

明何经才撰《发明证治》10卷（存4卷、3册）。

明吴绶撰《伤寒蕴要全书》4卷（存3卷、3册）。

明刘纯撰《伤寒治例》1卷、1册。

宋陈自明撰、明薛己校注《外科精要》3卷、《附录》1卷（存2卷、1册）。

明薛己撰《外科心法》7卷（存2卷、1册）。

明闻人规撰《闻人氏痘疹论》3卷（刘尚义刻本2册）、《闻人氏痘疹论》3卷、《附录》1卷（张鹗校刻本3册）。

明王朝撰《明医保幼》1卷、1册。

明万邦孚编《万氏家钞痘疹诸家方论》2卷、《续集》1卷（存2卷、1册）。

明刘廷爵撰《活幼便览》2卷（存1卷、1册）。

明寇平撰《全幼心鉴》8卷（存3卷、3册）。

明高武撰《痘疹正宗》5卷（存1卷、1册）。

元窦桂芳编《针灸四书》、附1种9卷、3册（元刻本）。

《铜人针灸经》7卷、2册。

明高武撰《针灸聚英》4卷（存3卷、2册）。

明刘宇编《安老怀幼书》4卷、4册。

元王圭撰《泰定养生论》16卷（存13卷、3册）。

明杜栒撰《济生要格》（存2卷、1册）。

明周府撰《保生余录》5卷（存24页）。

《医书》（存3卷、1册）。

以上45种为明刻本，1种为元刻本。

《进呈书目》之医书16种：

晋葛洪撰《葛仙翁肘后备急方》8卷（《四库全书》收录）。

齐褚澄编《褚氏遗书》1册（《四库全书》收录）。

《铜人针灸经》7卷（《四库全书》收录）。

西方子撰《明堂灸经》8卷（《四库全书》收录）。

《扁鹊神应针灸玉龙经》1卷（《四库全书》收录）。

《普济方》168卷（《四库全书》收录）。

明徐用诚、刘纯辑《玉机微义》50卷（《四库全书》存目）。

明刘纯撰《杂病治例》1卷（《四库全书》存目）。

明徐用宣辑《袖珍小儿方》10卷（《四库全书》存目）。

明王世相撰《医开》7卷（《四库全书》存目）。

明李濂辑《医史》10卷（《四库全书》存目）。

明虞搏撰《医学正传》8卷（《四库全书》存目）。

明高士撰《志斋医论》2卷（《四库全书》存目）。

明陈仕贤编《经验良方》11卷（《四库全书》存目）。

明李景撰《东垣珍珠囊》2卷（《四库全书》存目）。

卞管句集注《司牧马经痊骥通元论》6卷（《四库全书》存目）。

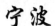

《明钞本闻见录》之子部医书16种：

晋王叔和撰《脉诀琮璜》附方1卷。

《十四经络歌诀图》。

梁陶弘景集注《神农本草》14卷。

宋韩祗和撰、元滑寿校《伤寒微旨》1卷。

徐守真编《急救仙方》11卷。

明缪希雍撰《神农本草经疏》5册。

唐椿撰《恕斋原病集》1册。

彭用光撰《体仁汇编》4卷。

《诸症辨疑》4卷。

《海藏拙奇》1卷。

《二神方》1卷。

《验方集录》1册。

赵宜真集《外科集验》11卷。

《疡科选粹》1册。

《治瘰疬症》1卷。

黄廉述《秘传经验痘疹治法》1册。

（骆北平编著《新编天一阁书目》，中华书局1996年版。）

第二节 集 古 阁

为曹炳章的藏书楼。曹氏鄞县人，1901年自设诊所后，"诊资所入，养家而外，尽量访购医籍"，并把自己藏书处名为"集古阁"，书存放绍兴至大药店。后遭火灾，5000余册藏书付之一炬。又从零开始，访购医书，在宁波、绍兴搜得3500种，又从北平、南京、苏州、上海、日本等地选购、抄录。至1934年，积藏达5000余种，分为医经、体脏、摄生、诊断等23类，编制《集古阁藏书简目》10卷。1934年，应上海大东书局之邀编辑《中国医学大成》，辑选上自先秦、下至近代各类医籍365种2082卷1000册交由上海大东书局出版。到1937年，《中国医学大成》出版136种500册时，因抗战爆发、上海沦陷而停印。1952年，将所藏3400余种医籍捐献给华东军政委员会卫生部。1956年，曹炳章逝世，其遗著、遗藏由浙江省卫生厅接收。曹炳章藏书处并非固定在某个地方，相关记载中均未提及具体地点。

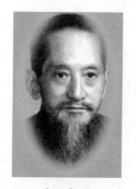
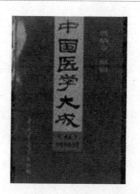

○曹炳章　　　　　　　　　○《中国医学大成》书影

曹炳章集古阁藏医籍470种简目

医经22种：

唐王冰注、宋林忆等校正、孙兆重改误《黄帝内经素问补注释文》50卷（道藏本）。

唐王冰述《素问六气玄珠密语》17卷（道藏本）。

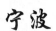

佚名《黄帝内经素问遗篇》5卷（道藏本）。

佚名《黄帝内经灵枢略》1卷（道藏本）。

佚名《黄帝素问灵枢集注》23卷（道藏本）。

元朱震亨纂、明钱侟参注《素问纠略》3卷（抄本）。

佚名《医要素问玄机正补录》2卷（抄本）。

清黄元御解《素问悬解》13卷（同治阳湖冯氏刻本）。

清黄元御解《灵枢悬解》9卷（同治阳湖冯氏刻本）。

日本丹波元简撰《素问识》8卷（聿修堂初刻本）。

日本丹波元简撰《灵枢识》6卷（日本木活字本）。

秦越人撰、宋李駉句解《黄帝八十一难经纂图句解》7卷（道藏本）。

元滑寿原注、清郭大名摘注《难经本义摘注》2卷（雍正刻本）。

清吴文炳图注《增补图注难经大全》3卷（康熙刻本）。

清莫熺注《难经直解》2卷（乾隆刻本）。

明童养学注《新增图注八十一难经定本》（明刻本）。

清黄元御解《难经悬解》2卷（同治阳湖冯氏刻本）。

清任越安集、发藻堂纂辑《玉尺经》3卷（同治抄本）。

宋刘温舒撰《素问入式运气论奥》3卷（道藏本）。

明汪机撰《运气易览》3卷（嘉靖刻本）。

明张三锡纂《运气略》1卷（精抄医学六要本）。

清洪缉庵辑《运气摘要》1卷（小眉山馆木活字本）。

体脏5种：

明刘思辑《彻胜八编内镜》2卷（华亭王曰藻刻本）。

明张三锡纂《经络考》1卷（精抄医学六要本）。

佚名《十二经病象》1卷（清江彤勋校抄本）。

明沈子禄撰、徐师曾删校《经络全书前编》1卷（明抄本）。

明徐师曾撰《经络全书后编》1卷（明抄本）。

摄生13种：

晋葛洪传、清朱本中纂《修养须知》1卷。

佚名《四气摄生图》（道藏本）。

梁陶弘景集《养生延命录》2卷（道藏本）。

元刘词集《混俗颐生录》2卷（道藏本）。

宋陈君直撰、明胡文焕校刻《寿亲养老全书》1卷。

清戴羲编《养余月令》30卷（雍正刻本）。

明龚应圆纂、郑之侨增补《五福万寿丹书》4卷（精刻本）。

清晋江眉春子粘未盛删辑《道养初乘忠书》2卷（光绪刻本）。

清尤乘著、魏清祖增删《卫生编》3卷（乾隆刻本）。

清尤乘辑《勿药须知》1卷（原刻本）。

阙名《陆地仙经》1卷（道光刻本）。

清管玉衡著《无病十法》1卷（旧刻本）。

佚名《摄生要旨》不分卷（抄本）。

诊断18种：

明张三锡纂《四诊法》1卷（明刻医学六要本）。

明阙名《诊病玄机》1卷（抄本）。

佚名《验舌心法》1卷（抄本）。

明申斗垣著《伤寒舌辨》2卷（清刻伤寒三书本）。

晋王叔和撰、明缪希雍订《脉影归指图说》2卷（明刻本）。

宋杨士瀛撰、明朱宗儒附遗《医脉真经》2卷（明刻本）。

张太素述、明刘伯详注、王文洁编校《太素脉注释评林》7卷（明刻本）。

明彭用光著《太素脉诀》3卷（明刻本）。

明王绍隆撰、清潘楫注《医灯续焰》21卷（清刻本）。

清莫熺著《脉会辨》全卷（乾隆刻本）。

清张志聪注、李彰五续注《仲景脉法续注》2卷（光绪刻本）。

清余之儁撰《脉理会参》3卷（抄本）。

清刘开撰、许嗣灿辑订《脉诀元征》1卷（咸丰刻本）。

清费伯雄撰、张九思校《脉诀启悟》1卷。

清古越无了居士撰《医学隔垣观》1卷（抄本）。

清施雯、严洁、洪炜同纂《盘珠集脉法大成》2卷（旧刻本）。

清周文采纂《诊脉要诀》1卷（抄本）。

明刘三点撰《明脉玄秘》不分卷（抄本）。

本草23种：

宋寇宗奭撰、许洪校正《图经集注衍义本草》5卷（道藏本）。

宋寇宗奭撰、许洪校正《图经衍义本草》42卷（道藏本）。

明许希周撰《药性粗评》4卷（明刻本）。

明卢之颐撰《本草乘雅半偈》11卷（抄本）。

明杨林兰茂撰《滇南本草》3卷、《医学挈要》2卷（务本书药社刊本）。

明宁源编《食鉴本草》2卷（格致丛书本）。

明太医院考正《鼎雕徽郡原板合并大观堂本草炮制》6卷（明书林宝善堂刻本）。

明郑佩兰纂《本草汇》18卷（顺治刻本）。

清陈远公撰《本草新编》5卷（康熙刻本）。

清王翙编《握灵本草》10卷、《补遗》1卷（康熙刻本）。

清王子接撰、叶桂参补、许嗣灿重订《本草翼》1卷（咸丰刻本）。

清许嗣灿辑《本草翼续集》1卷（咸丰刻本）。

清苏廷琬纂《药义明辨》18卷（乾隆敦善堂刻本）。

清吴世铠纂《本草经疏辑要》10卷、附《痘疹秘要集效》1卷（嘉庆重刻本）。

清项元麟撰《本草明辨》4卷、附《制药法》1卷（嘉庆刻本）。

清施澹宁、严西亭、洪缉庵辑《得配本草》10卷（小眉山馆活版盘珠集本）。

清龙柏撰《药性考》4卷（乾隆刻本）。

清莫枚士校注《本草经校注》3卷（光绪刻本）。

明周定王橚撰《救荒本草》8卷（旧刻本）。

日本信阳源通魏撰《龙骨辩》1卷（宝历庚辰刻本）。

日本小野兰山撰《饮膳摘要》不分卷（明治和文刻本）。

清沈懋发集《服食须知》1卷（乾隆刻本）。

清朱本中撰《饮食须知》1卷（乾隆刻本）。

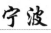

方剂58种：

宋许叔微撰《类证普济本事方》10卷（清初刻本）。

宋许叔微撰《普济本事方后集》10卷（日本影抄宋本）。

明张介宾撰、清海盐石临初校订《新方八阵》2卷（清抄本）。

清程履新述《程氏易简方论》6卷（康熙刻本）。

清戴必成、俞福勋纂《青囊万选》2卷（乾隆刻本）。

清龙柏撰《古方考》5卷（乾隆刻本）。

清莫枚士释《经方例释》3卷、附《经方通例》1卷、《仲景用药异同考》1卷、《□□□□录阙方》1卷（月河莫氏刻本）。

清王汝麟撰《证因方论集要》4卷（道光刻本）。

日本江户尾台逸民超撰《类聚方广义》不分卷（安政丙辰刻本）。

日本尾洲海西郡佐藤正昭纂《古方通览》不分卷（光绪福瀛书局刻本）。

清谢佩玉撰《方论集腋》2卷（旧刻本）。

明张介宾原著、清林淫纂《景岳新方诗括注解》4卷（道光刻本）。

南齐徐嗣伯撰《张太祖风眩方》1卷（清影刻宋本）。

明胡文焕编《陶隐居海上仙方》1卷、附集《方脉诀》1卷（寿世秘笈本）。

日本喜多村植编《晋唐名医医方选》10卷（日本排印本）。

日本丹波康濑撰《医心方》30卷（日本影刻旧抄本）。

佚名《急救仙方》11卷（道藏本）。

明张时彻撰《摄生众妙方》11卷（嘉靖刻本）。

明吴勉学辑《汇聚单方》5卷（明刻本）。

明郑道昭辑《本草单方》6卷（万历刻本）。

明张三锡纂《治法汇》8卷（日本刻本）。

清韩衡楷辑《继志编方书》6卷（乾隆刻本）。

清何京辑《文堂集验良方》4卷（乾隆刻本）。

清年希尧辑《本草类方》12卷（袖珍刻本）。

清爱虚老人辑《古方汇精》4卷（嘉庆刻本）。

阙名《葆寿集方》6卷（嘉庆重刻本）。

清尤乘撰《尤氏秘方》1卷（抄本）。

佚名《丛桂堂集验良方》不分卷（嘉庆刻本）。

清陈大缙集《蕙怡堂经验方》4卷（同治刻本）。

清姚罗浮辑《箓竹堂集验方》6卷（旧刻本）。

清古越耶溪散人集《验方传信》3卷（咸丰刻本）。

清罗世瑶集《行军方便便方》2卷（咸丰刻本）。

清黄元基汇刻《静耘堂集验良方》8卷。

清叶香侣集《平易方》4卷（道光补山张氏刻本）。

清云门山人著《医方进》11卷（道光刊本）。

明吴近山辑《扶寿精方》1卷。

明龚廷贤辑《鲁府禁方》4卷。

清程云来辑《程氏续即得方》2卷（康熙校刻本）。

清施诚辑《医方简能录》11卷（旧刻本）。

清黄维熊辑《黄氏三世良方》3卷（旧刻本）。

清王象晋辑《三补简便两方》4卷（刻本）。

清谢□辑《宝树堂舟车经验方》1卷（抄本）

清王士雄辑、汪曰桢补《鸡鸣录方》2卷（抄本）。

清卢怡亭辑《信验方》1卷（旧刻本）。

佚名《信验方续》1卷（旧刻本）。

清沈友竹著《增补信验方》1卷（抄本）。

清陈可复纂《便医秘授奇方》2卷（抄本）。

清田是庵辑《灵验良方汇编》4卷（旧刻本）。

清胡宗鹤辑《济人宝笈》2卷、附《达生编》（旧刻本）。

佚名《简便验方续集》2卷（清敦远堂刻本）。

清江进纂《集古良方》12卷（清刻本）。

清诸鸣皋编《锄心斋却病锦囊方》2卷。

清孟文瑞集《春脚集》4卷（道光刻本）。

佚名《医方獭祭初集》4卷、《续集》8卷（精抄巾箱本）。

日本相州片仓元周撰《青囊琐探》2卷（亨和静俭堂刻本）。

清赖照堂纂《百毒解》1卷（道光刻本）。

黄氏撰《解毒集成》1卷（精刻大本）。

清陈星涵选刊《急救医方撮要》1卷（旧刻本）。

总类66种：

明卢复撰《芷园臆草五种》5卷（明刻本）。

明卢复撰《芷园医种四种》12卷（明刻本）。

清朱音恬纂《医理元枢六种》14卷（嘉庆刻本）。

清李象春辑《增订医门初学万金一统要诀三种》9卷（光绪刻本）。

清许嗣灿辑《许氏医书四种》5卷（咸丰刻本）。

清陈虬三编《利济医学丛书存4种》（光绪刻本）。

明楼英撰《医学纲目》40卷（万历刻本）。

元朱震亨辑、明吴勉学重校《丹溪纂要》8卷。

明刘纯撰、清张娄丰、沈佩游校《玉机微义》50卷（紫莱堂本）。

明刘纯撰、胡文焕校《医经小学》6卷。

明李梴撰《医学入门》7卷、首1卷（万历刻本）。

明张三锡纂《病机部》4卷 （明刻医学六要本）。

明秦景明著、秦皇士纂《症因脉治》4卷（康熙攸宁堂本）。

清叶盛纂《证治合参》18卷（雍正刻本）。

清董西园魏如纂《医级》10卷、末1卷（乾隆文苑堂本）。

清罗整斋著《会约医镜》20卷（乾隆大成堂本）。

清林开燧原著、张在浚重辑《重订活人录汇编》14卷（天衣草堂本）。

清方肇权撰《脉症正宗》4卷（嘉庆大成斋本）。

清陈太初编《琅嬛青囊要》4卷（沈馥校刊本）。

佚名《岐黄仁术》3卷（清抄本）。

明冯淑沙著、岳元声鉴定《病因论治》5卷（清初刻本）。

明彭用光撰《体仁汇编》10卷（万历重刻本）。

明沈璋编《医家集要》2卷（明刻本）。

明程松崖著《松崖医径》2卷（明刻本）。

明王肯堂著《医镜》4卷（明刻本）。

明吴时宰辑、陈宗博校录《类证辨疑》1卷（抄本）。

明沈与龄撰、张受孔重订《重订医便》5卷《二集》5卷。

明倪涵初纂《医宗纂要》1卷（旧抄本）。

清翟良纂《医学启蒙汇编》6卷（顺治刻本）。

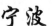

清祝登原著《心医集》2卷（顺治刻本）。

清周扬俊著《治生集》不分卷（抄本）。

清张睿撰《医学阶梯》3卷、《修事指南》2卷（康熙刻本）。

清张望撰《古今医诗》53卷（嘉庆刻本）。

清孙志宏著《简明医彀》8卷（传经堂本）。

清怀远著《古今医辙》4卷（旧刻本）。

清严焯著《医学圭指》3卷（道光刻本）。

清汉溪翁振记著《鹡鸰会约》1卷（咸丰刻本）。

清陆受诗编《医学便览》不分卷（咸丰刻本）。

清陈蔚山辑《诸证灵犀》2卷（抄本）。

清何书田纂《医学妙谛》3卷（光绪刻本）。

清梁玉瑜传《医学答问》4卷（光绪刻本）。

阙名《医学提要》4卷（旧抄本）。

清王兆熊辑《医家辨症》1卷（光绪抄本）。

清王兆熊辑《医家秘诀》1卷（光绪抄本）。

清王聘之著《医学一贯》1卷（家刻本）。

佚名《医髓》2卷（旧抄本）。

民国曹炳章著《医中述旨》2卷（抄本）。

民国曹炳章著《医证汇要》2卷（抄本）。

民国曹炳章著《考正病源》1卷（抄本）。

民国曹炳章著《医旨遗珠》1卷（抄本）。

民国曹炳章著《病理要论》1卷（抄本）。

民国曹炳章著《医学集要》1卷（抄本）。

清龙柏著《脉药联珠》4卷（乾隆刻本）。

佚名《晚香斋医镜抄》1卷（旧抄本）。

清丁基誉纂、丁启运、丁启光校《寿世秘典》4卷（清刻本）。

清高上池著《医学策问》1卷（抄本）。

清陈丰纂《苇航集》14卷（康熙刻本）。

明张景岳著《张景岳质疑录》2卷（康熙刻本）。

明王肯堂著、殷宅心辑《医学穷源》6卷（嘉庆刊本）。

清汪必昌辑《聊复集》15卷（嘉庆刻本）。

清程文囿撰《程氏医述》16卷（道光刻本）。

清何德藻编《拾慧集》7卷、《续集》10卷（吉林印本）。

清陈治述《医学近编》20卷（贞白堂本）。

民国曹炳章辑《医学新智囊初集》。

清朱廷瓒撰《疗蛊集证》1卷（乾隆刻本）。

燃犀道人著《欧蛊燃犀录》1卷（光绪重刻本）。

外感66种：

宋杨士瀛编、明朱崇正附遗《伤寒类证活人总括》7卷（抄本）。

宋朱肱撰、明吴勉学校《增注无求子类证活人书》22卷（日本宽政六年皮纸本）。

宋许叔微撰、清陈泽东校《伤寒九十轮》1卷（清刻本）。

宋吴恕撰《伤寒图歌活人指掌》5卷（明刻本）。

宋吴恕撰、明熊宗立编注《伤寒活人指掌》10卷（抄本）。

元许宏集、清程永培校《金镜内台方议》12卷（心导楼本）。

明李中梓著《伤寒括要》2卷。

明卢之颐疏《足本伤寒疏钞金锌》15卷（明抄本）。

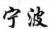
明陶华撰《陶氏伤寒六书》6卷（日本刻本）。

明陶华著、童养学辑《伤寒六书纂要辨疑》4卷（康熙刻本）。

明陈志明著《伤寒五法》5卷（明刻本）。

明张景岳著、清诸朝栋订《增删景岳伤寒》2卷（清抄本）。

清钱璜注《伤寒溯源集》10卷（康熙刻本）。

清喻昌著《伤寒分经》10卷（乾隆刻本）。

清汪琥辨注《伤寒辨证广注》14卷（康熙刻本）。

清汪琥注《中寒辨证广注》3卷（荫槐堂本）。

清张志聪注释、高世栻纂集《伤寒论集注》6卷（平远楼本）。

清魏荔彤纂《伤寒论本义》18卷、首末各1卷（康熙绿荫堂本）。

清李承纶订正《伤寒择要敲爻歌》1卷（康熙刻本）。

金成无己注、清林澜纂《伤寒折衷》20卷（康熙刻本）。

清张吾仁纂《伤寒世验精法论》8卷、末1卷（乾隆敬修堂本）。

清柯琴著《伤寒论翼》2卷（冯明五抄本）。

清任越安述《伤寒法祖》2卷（抄本）。

清张锡驹注《伤寒直解》6卷（康熙刻本）。

清沈尧封读《伤寒论读》不分卷、附《医经读》4卷（乾隆刻本）。

清王子接注、顾沧筹校《伤寒方法》2卷（康熙刻本）。

清陶师麟镜亭抄本《伤寒摘要》1卷。

清卢云乘著《伤寒医验体集》3卷、《用集》3卷（乾隆刻本）。

清汪必昌著《伤寒三说辨》不分卷（嘉庆刻本）。

清王梦祖编并注《伤寒撮要》4卷（汲古斋本）。

清俞文起著《伤寒说约》1卷、附《灸法图考》1卷（抄本）。

清高峙著《伤寒尚论辨似》4卷（抄本）。

清孙桢著《伤寒杂病正义》16卷（抄本）。

清陈修园本、唐容川补正、胡毓秀折衷《伤寒论浅注补正折衷》7卷。

清许政敷集注《伤寒论经注》6卷（抄本）。

清陶允嘉编《陶节庵伤寒六书汇编附余》1卷（抄本）。

清吴坤安撰、邵仙根评《增评伤寒指掌》4卷。

民国曹炳章辑《夹阴伤寒论集说》1卷、附《辟夹阴伤寒集说》1卷（抄本）。

日本浅田栗园识此著《伤寒论识》6卷（日本抄本）。

日本浅田惟常识此著《伤寒翼方》1卷（日本抄本）。

日本江户喜多村直宽士栗编《伤寒杂病类方》1卷（嘉永学训堂本）。

日本相州能条保庵玄长编述《医圣方格》4卷《治方珮玦》1卷（文化九年刻本）。

日本北总刚斋古矢知白编《复圣正文伤寒论》2卷（弘化三年刻本）。

日本平安中川故其德著《伤寒论脉证式》1卷（嘉永元年刻本）。

日本平安中川故其德著《伤寒药录》1卷（嘉永元年刻本）。

日本平安中川故其德著《伤寒附录》不分卷（嘉永元年刻本）。

日本田中荣信愿仲编《长沙证汇》1卷（日本刻本）。

清喻昌著《温病朗照》1卷（龙江书院本）。

清味青氏著《温热病后编》1卷。

清张畹香著《张氏温暑医旨》1卷（抄本）。

清徐晓岑附方《叶天士温热论附方》1卷（抄本）。

明吴有性原本、张容旃评注《瘟疫论评注》不分卷（抄本）。

清戴天章撰《增订瘟疫明辨》4卷《附方》1卷。

清周禹载辑《温热暑疫方论》4卷（何书田节抄本）。

清唐毓厚著《瘟疫析疑》4卷（光绪刻本）。

清余霖著《疫疹一得》2卷（道光刻本）。

清沈金鳌撰《痧症燃犀照》2卷（咸丰刻本）。

民国曹炳章撰《增订瘟痧证治要略》2卷（重订本）。

清屠用仪著《三疟得心集》2卷（道光刻本）。

清吴元之著《霍乱证名医论治汇阐》1卷（道光刻本）。

清连聪肃述《霍乱审证举要》1卷（光绪刻本）。

清陈蛰庐撰《瘟疫霍乱答问》1卷。

日本浅田惟常识此撰《瘟疫编》2卷（安政勿误药室本）。

日本今村了庵著《脚气钩要》2卷（文久元年敬业馆本）。

日本江都澹斋养源德辑《脚气类方》不分卷（光绪古香阁刻本）。

日本浅田栗园著《脚气概论》1卷。

内科14种：

清魏荔彤释义《金匮要略方论本义》22卷（绿荫堂本）。

民国曹炳章撰《痰火证治要略》1卷（抄本）。

民国曹炳章撰《杂症汇要》不分卷（抄本）。

清洪缉庵撰《虚损启微》2卷（乾隆木活字本）。

清何焙撰《何氏虚劳心传》1卷（朱氏行素草堂本）。

清沈明宗撰《医征虚劳内伤论》2卷（康熙刻本）。

清吴澄著《不居集上集》30卷《下集》20卷。

民国曹炳章编《肿肿汇参》3卷（稿本）。

佚名、曹炳章辑订《臌胀证治秘方》1卷（抄本）。

佚名、曹炳章辑订《李氏臌胀十八证良方》1卷（抄本）。

日本东郭和田著《导水琐言》1卷（和文抄本、中文释本抄本）。

清沈源编《奇症汇》8卷（嘉庆刻本）。

宋夏之益著《怪病奇方》1卷。

民国曹炳章编《奇病通考》12卷（抄本）。

妇科21种：

宋齐仲甫撰《女科百问》2卷、附《产宝杂录》1卷（明刻本）。

清吴道原辑《女科切要》8卷（乾隆刻本）。

佚名《女科验所验》1卷（道光刻本）。

清管国桢选集《广嗣宝集》1卷（同治刻本）。

佚名《宜麟策》1卷《续编》1卷（嘉庆刻本）。

清陈文治辑《广嗣全诀》1卷。

明岳嘉甫著《医学正印种子编》3卷（抄本）。

元朱震亨辑、明王肯堂订正《产宝百问》5卷《总论》1卷。

清张正友纂《胎产新书》2卷、《续貂集》2卷（乾隆刻本）。

清汪嘉谟纂《胎产辑粹》4卷（乾隆刻本）。

清施澹宁、严西亭、洪缉庵同纂著《盘珠集胎产症治》3卷（木活字本）。

清谢照集订《胎产备要》1卷（嘉庆刻本）。

清单南山著《明易产科》6卷、《广嗣真诠》1卷（抄本）。

清单南山著《单氏胎产全书密旨》1卷（抄本）。

清许廷哲撰《保产要旨》4卷（嘉庆刻本）。

清冯楚瞻著、田浩然编《旃檀保产万全经》2卷（咸丰刻本）。

清杨静山集《胎产拣要》1卷（道光刻本）。

清刘文华纂、刘文焕校正《保产金丹》4卷。

日本相州片仓元周深著《产科发蒙》6卷（文政五年刻本）。

日本江州彦根贺川玄悦子玄著《子玄子产论》4卷、《附录》1卷（日本皮纸本）。

日本阿州贺川玄迪子启甫著《产论翼》2卷、《附录》1卷（日本皮纸本）。

幼科62种：

宋钱亿撰、阎孝忠集、明熊宗立注《类证钱氏小儿方觉》10卷、附《癍疹方》1卷（清初刻本）。

宋杨士瀛撰、明朱崇正附遗《仁斋直指小儿附遗方论》5卷（明刻本）。

元曾世荣编《活幼心书》3卷（湖北柯氏刻本）。

明程凤雏撰《慈幼新书》12卷、首1卷（清初刻本）。

明万宁撰《万氏医贯》3卷（同治刻本）。

明谭金章撰《幼科诚书》16卷（雍正刻本）。

佚名《保赤全书》2卷（乾隆刻本）。

清何鼎亨撰《活幼启微》3卷（乾隆刻本）。

穆氏撰《保赤金鉴》4卷（乾隆刻本）。

清叶其蓁辑《抱乙子幼科指掌遗稿》5卷（乾隆刻本）。

清秦昌遇景明著《幼科折衷》2卷（抄本）。

清秦明著《幼科金针》2卷、《补遗》1卷（抄本）。

清孟河介石著《幼科直言》6卷。

清郑荣彩传《幼科辨证心法》2卷（乾隆刻本）。

清吴灿著《增订济婴撮要》17卷（嘉庆刻本）。

清魏鉴撰《幼科汇诀直解》9卷（旧刻本）。

清许佐庭、许继贤编辑《活幼珠玑》2卷、《补编》1卷（旧刻本）。

清曾鼎辑订《幼科指归》2卷（忠恕堂本）。

清李志云著《及幼仁书》6卷（道光抄本）。

清梅洽纂《树惠不瘥儿科》6卷（抄本）。

晋王叔和撰、明缪希雍订《王叔和痘书》1卷（明刻本）。

宋陈文仲、明蔡维藩著、明吴勉学校《陈蔡氏痘疹方汇订》2卷（明刻本）。

明闻人规著、吴勉学校、日本池文仲再校《重刻闻人规伯圜先生痘疹方论》3卷、附《备要药方》1卷（日本文化元年刻本）。

明魏直著、吴勉学校《痘疹博爱心鉴》2卷、《痘疹宝鉴》2卷（明刻本）。

明徐谦辑、胡淳士校订《仁瑞录痘疹玄珠》5卷。

明翁嘉德著、陆道元补遗《痘疹全婴金镜录》3卷（万历刻本）。

明陆金集校《小儿杂证便蒙捷法》1卷（万历刻本）。

明孙一奎著《痘疹心印》不分卷（抄本）。

阙名、明石明德增订《痘疹全书》（明刻本）。

明卢铣著《痘疹要诀》2卷（明刻本）。

明朱益麟著《摘星楼治痘全书》18卷（乾隆刻本）。

清贾东井序次《毓麟芝室痘疹玉髓经》2卷（康熙重刻本）。

清黄序著《痘疹约囊》5卷（康熙刻本）。

清汪讱庵集《痘疹宝镜全书》不分卷（康熙刻本）。

清史锡节著《痘科大全》2卷（康熙刻本）。

明翁仲仁著、清许豫和注《增注翁仲仁幼科金镜录》3卷。

清许豫和著《橡村痘诀》2卷（乾隆刻本）。

清许豫和著《痘诀余义》1卷（乾隆刻本）。

清许豫和著《怡堂散诀》2卷（乾隆刻本）。

蓝采和传、清施诚校刻《轩辕逸典》14卷（乾隆刻本）。

清曾鼎纂《痘疹通会》5卷（乾隆刻本）。

清绵州陈氏传《痘疹扼要》不分卷（乾隆刻本）。

阙名《痘疹万全集》1卷（乾隆刻本）。

清张潮青著、张谦吉参《痘疹前编》14卷、《后编》4卷。

清黄仲安原本、洪廉增补《增补痘疹心法》2卷（嘉庆刻本）。

清王廷魁撰《天花八阵编》2卷（道光刻本）。

清沈应可著《沈氏天行痘疹秘要》1卷（光绪刻本）。

清翟良辑《痘科类编释意》3卷（旧刻本）。

清马之骙纂《附痘疹纂要》1卷（旧刻本）。

清朱巽著、徐缙重补《痘科键》2卷（道光刻本）。

阙名《春沂孟氏痘疹家秘真传》1卷（旧抄本）。

清钱介侯传《痘科换天口诀》1卷、附《药性脉诀》1卷（旧抄本）。

清沈望桥著《沈氏痘疹方》2卷（抄本）。

张上达传《痘疹秘书》1卷（旧抄本）。

清姚槱著《保婴秘集痘疹》1卷（旧抄本）。

清周葆龄集《痘科拣金》1卷（旧抄本）。

佚名《痘科金镜赋集解》不分卷、附《痈疗癍疠条辨》1卷（旧抄本）。

陈弈山著《痘科辑要》2卷（旧抄本）。

日本京水池田大渊瑞英辑《痘科键会通》1卷（文政七年天师堂集本）。

日本骏河三浦贞固恭辅著《痘疹救逆方》1卷（宽政七年刻本）。

日本池田霨河证辑《秘传痘科唇舌前传》4卷（和抄本）。

日本天保十三年荒川春安撰《痘疹方函》不分卷（和抄本）。

外科44种：

明龚居中纂《外科活人定本》4卷（顺治重刻本）。

清周禹载著《外科安生集》不分卷（旧抄本）。

清唐黉辑《外科心法》7卷（乾隆刻本）。

清马培之撰《外科传薪集》1卷（旧抄本）。

佚名《疮疡随笔》不分卷（抄本）。

佚名《外科或问》不分卷（旧抄本）。

佚名《外科尺木》不分卷（旧抄本）。

刘宋龚庆宣撰《刘涓子鬼遗方》5卷（读书斋丛书本）。

明赵宜贞集《仙传外科秘方》11卷（道藏本）。

佚名《余姚劳氏伤科秘本》（旧抄本）。

佚名、民国曹炳章编《秘授伤科奇书》2卷（抄本）。

清刘应元家传、民国曹炳章重订《伤科秘书》2卷、附《验方》1卷（抄本）。

佚名《少林寺伤科》3卷（旧抄本）。

佚名《跌打金疮治疗全书》1卷（旧抄本）。

佚名《下方寺伤科》不分卷（旧抄本）。

清俞昌阶撰《伤科捷径》1卷。

日本二宫献彦可著《中国接骨图说》2卷（日本刻本）。

佚名《理伤续断方》1卷（道藏本）。

佚名《秘授伤科验方》1卷（道藏本）。

清王瑞伯著《秘授伤科集验良方》1卷（旧抄本）。

唐孙思邈著《银海精微》4卷（明刻本）。

元倪维德著、明薛立斋注《原机启微》2卷、《附录》1卷。

日本武夷晴峰哀学渊著《眼科全书》6卷（贞亨年嵩高堂本）。

清顾锡著《银海指南》4卷（旧抄本）。

日本东武本庄俊笃士雅著《眼科锦囊》4卷、《续集》2卷（日本刻本）。

佚名、民国曹炳章订定《眼科秘书》4卷（抄本）。

民国曹炳章编录《眼科指南》1卷（抄本）。

清徐□□纂辑、胡瀛峤参订《眼科证方歌诀》2卷（寿明斋原稿本）。

清尤乘撰、冯昺传《尤氏喉科秘书》1卷。

清金德鉴编《焦氏喉科枕秘》2卷。

清包三鏸述、包岩编次《包氏喉证家宝》1卷。

清程瘦樵原本《喉科经验秘传》1卷（重刊本、抄本）。

佚名《口科集要》不分卷（日本抄本）。

朱铁山原本、袁坦斋增辑《痧喉论》1卷《道光重刻本》。

民国曹炳章撰《喉痧症治要略》1卷（抄本）。

清程镜宇著《喉痧阐义》1卷（抄本）。

清张采田撰《白喉症治通考》1卷。

清张体元著《齿龈证治》1卷。

明沈问之撰《解围元薮》4卷。

日本片仓元周著《理疠新书》1卷。

日本片仓元周著《理霉新书》1卷。

明陈司成著、日本村上图记旁训、和气惟亨批评《霉疮秘录标记》2卷（旧刻本）。

日本原昌克子柔著，清王著远著，清孟云、胡玮著，三吾范村王亲仁辑《瘈狗伤汇考四种》4卷。

清孟云、胡玮著《猘犬录》1卷。

针灸9种：

唐甄权著撰、民国曹炳章校补《甄氏针灸经》1卷（抄本）。

宋王惟一编《补注铜人腧穴针灸图经》5卷（影宋刻本）。

明徐三友校《御制铜人腧穴针灸图经》3卷（正统刻本）。

元滑寿著（校正十四经发挥六百七十五穴针灸全书）3卷（旧抄本）。

明汪机著《针灸问对》2卷（嘉靖刻本）。

清吴亦鼎编《神灸经纶》4卷。

清廖润鸿辑《勉学堂针灸集成》4卷（光绪文宝堂本）。

清刘钟衡著《中西汇参铜人图说》1卷。

佚名《经络图说》1卷、附《太乙离火感应神针》1卷（光绪刻本）。

按摩11种：

清方开辑《摩腹运气图考》1卷（旧抄本）。

明罗洪传《万寿仙书》4卷（清初写刻本）。

说郛本《按摩导引诀》1卷。

清廖平辑、民国曹炳章续补《巢氏宣导法》1卷、《续编》1卷（抄本）。

民国曹炳章纂辑《导引按摩治疗学》4卷（稿本）。

佚名《秘传小儿拿惊法》1卷（旧抄本）。

佚名《儿科推拿至宝全书》1卷（旧抄本）。

明陈氏著《保婴要术》1卷（抄本）。

阙名《急救小儿惊风手诀》1卷（旧抄本）。

清仇廷权纂《保婴秘书》5卷。

杂著38种：

清叶香岩、郭维浚纂《眉寿堂方案选存》2卷（旧抄本）。

清叶天士著《叶案摘粹》1卷（旧抄本）。

清薛雪著《一瓢医案》1卷（抄本）。

清高上池著《上池医案》1卷（抄本）。

清汪纪粹《游秦医案》1卷（乾隆刻本）。

清姚龙光著、姚纬文校刊《崇实堂医案》1卷。

清李用粹著《旧德堂医案》1卷。

清王九峰著、王桢订《王九峰医案》2卷（抄本）。

清杨毓斌著、刘金璋校《治验论案》2卷（清刻本）。

清邵兰撰、史介生评注、民国曹炳章纂辑《邵兰荪医案》4卷。

清沈青霞著《沈青霞医案》1卷（原抄本）。

清何澹安著、民国曹炳章辑《何澹安医案》1卷。

清张畹香著《张畹香医案》2卷。

清邓梅厓著《回春录》2卷（旧抄本）。

清陈虬著《蛰庐诊录》2卷（光绪利济医学丛书本）。

清程华仲著《程华仲医案》（旧刻本）。

明裴一中著《裴子言医》4卷（抄本）。

清徐延祚著《医粹精言》4卷（铁如意轩本）。

清徐延祚著《医医琐言》2卷（铁如意轩本）。

清徐延祚著《医意》2卷（铁如意轩本）。

清潘名熊著《评琴书屋略》3卷（同治刻本）。

清鲍常伯纂《医群精华录》2卷（抄本）。

日本鹤冲元逸著《医断》1卷（宝历刻本）。

日本和柳安著《斥医断》1卷。

日本播磨田中荣信愿仲著《辩斥医断》1卷（安永刻本）。

日本杉山和一著《医学节要集》1卷（和文抄本）。

民国曹炳章述《医林谈荟》1卷、附《医案》1卷（抄本）。

清吴瑭著、民国曹炳章评注《增订医医病书》2卷。

清黄凯钧著《友渔斋医话》8卷。

清程林著《医暇厄言》2卷（康熙刻本）。

清王士雄撰《归砚录》4卷（咸丰归砚草堂本）

清薛福著《瘦吟医赘》1卷。

日本法眼意安编《历代名医传略》3卷。

民国曹炳章编《历代名医传略补编》3卷（抄本）。

民国曹炳章编《浙江名医传略》3卷（稿本）

民国曹炳章辑《增订彩图辨舌指南》6卷（稿本）。

民国曹炳章编《规定药品之商榷》2卷（稿本）。

郑肖岩著、民国曹炳章注《伪药条辨》4卷。

（民国《鄞县通志·文献志》）

第三节　伏跗室

　　伏跗室为浙东现代著名藏书家、目录学家冯孟颛先生的藏书楼名，楼在宁波市区孝闻街91号。"伏跗"源出东汉王延寿的《鲁灵光殿赋》"狡兔跰伏于跗侧"句，意为"伏处乡里不抗显，而致力于学"。冯孟颛（1886—1962年），名贞群，字孟颛，一字曼孺，号伏跗居士。继承其父"求恒斋"遗书2000册，搜集明清以来宁波诸家书楼辗转流散之籍，经60年积累，先后整理古籍近11万卷，碑帖533种，编纂《鄞范氏天一阁书目内编》等，重修黄梨洲先生讲学处白云庄，参与编辑《四明丛书》，编纂《鄞县通志·文献志》人物、艺文。1962年嘱家属将伏跗室藏书财产全部无偿捐献给国家。总计藏书3367种，3734部，31045册，109746卷，其中善本426种。另有碑帖533种。此藏书楼现由天一阁博物馆负责管理（藏书入天一阁库房）。

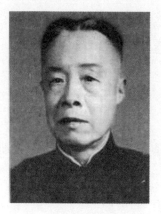
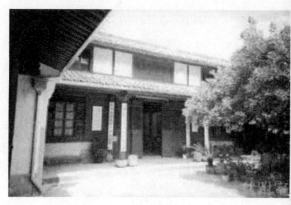

○冯孟颛　　　　　　　　　　　　　○伏跗室

伏跗室藏"子部·医家类"书籍72种简目：

明张介宾撰《景岳全书》14卷、12册（康熙刻本）。

清陈修园撰《南雅堂医书全集》33卷、6册（光绪石印本）。

清梁玉瑜传、陶保廉录《医学答问》4卷、2册（石印本）。

英国海得兰撰、清赵元益等录《儒门医学》3卷、《附》1卷、4册（清刻本）。

清程永培辑《六醴斋医书》55卷、12册（乾隆刻本）。

隋全元起训解、唐王冰注《重刻京本注释音文黄帝内经素问》12卷、6册（明刻本）。

隋杨上善撰、清冯一梅校《黄帝内经太素经注》30卷（存4卷）、2册（清抄本）。

唐王冰注、宋林亿等校正、张兆改误《补注黄帝内经素问》24卷、附《遗篇》1卷、8册（清光绪浙江书局刻本）。

唐王冰注、宋林亿等校正、张兆改误《重广补注黄帝内经素问》

24卷、8册（清光绪文成堂刻本）。

宋史崧撰《黄帝内经灵枢》12卷、附《遗篇》1卷、6册（光绪刻本）。

隋杨上善集注《黄帝内经太素》30卷（存23卷）、8册（民国刻本）。

日本汤本求真撰、民国刘泗桥译《皇汉医学编》4卷、2册（民国铅印本）。

宋史崧撰《内经灵枢》12卷、2册（清刻本）。

明李念茂辑《内经知要》2卷、1册（清刻本）。

明卢复录《神农本经》1卷、1册（日本宽政刻本）。

明李时珍撰、清赵学敏拾遗《本草纲目》52卷、《附图》3卷《拾遗》10卷、16册（光绪刻本）。

清吴仪洛辑《本草从新》6卷、6册（清刻本）。

汉张仲景撰、清尤怡集注《金匮心典》3卷、3册（光绪刻本）。

清陈念祖注《金匮要略浅注》不分卷、3册（清抄本）。

清魏荔彤释义《金匮要略方论本义》22卷、4册（清刻本）。

清元坚撰《金匮玉函要略述义》3卷、2册（日本嘉永刻本）。

清徐彬撰《张仲景金匮要略论注》24卷、4册（康熙刻本）。

宋赵以德衍义、清周扬俊补注《金匮玉函经二注》22卷、《补方》1卷、4册（同治刻本）。

唐孙思邈撰、宋林亿等校《备急千金要方》30卷、12册（光绪影印本）。

唐孙思邈撰、宋林亿等校《千金翼方》30卷、8册（光绪影印本）。

唐孙思邈撰、宋林亿等校《孙真人备急千金要方》93卷、《目录》2卷、10册（万历刻本）。

清黄士雄撰《温热经纬》5卷、4册（同治刻本）。

明柳樊丘撰《痘疹神应心书》1卷、1册（崇祯刻本）。

宋窦汉卿撰《疮疡经验全书》13卷（存10卷）、5册（康熙刻本）。

清郑启寿《郑氏瘄科》不分卷、1册（清抄本）。

清钱秀昌辑《伤科补要》6卷、4册（民国石印本）。

清郑启寿撰《郑氏瘄科保赤金丹》4卷、4册（光绪刻本）。

清郑启寿撰《郑氏痘科》不分卷、1册（清抄本）。

清马国杰撰《马氏痔漏科》1卷 、1册（石印本）。

宋庞安时撰、黄丕烈札记《伤寒总病论》6卷、《札记》1卷、2册（道光刻本）。

清柯琴编注《伤寒论注》4卷《伤寒附翼》2卷、6册（清刻本）。

汉张机述《伤寒杂病论》16卷、4册（民国石印本）。

汉张机述《伤寒杂病论》16卷、4册（民国刻本）。

汉张仲景述、晋王叔和撰、金成元注《注解伤寒论》10卷、《校记》1卷、4册（民国石印本）。

汉张仲景撰、清柯琴注《伤寒论注》4卷、4册（乾隆刻本）。

清柯琴撰《伤寒附翼》□卷（存2卷）、1册（清刻本）。

清柯琴撰《伤寒论翼》2卷、1册（清刻本）

清张志聪撰《伤寒论注释》6卷、《本义》1卷、1册（抄本）。

清陈念祖注《伤寒论浅注》8卷 、3册（清抄本）。

清包诚辑《伤寒审症表》1卷、1册（同治刻本）。

清方连辑《霍乱辑要》1卷、1册（道光刻本）。

清傅山撰《男科》2卷、《女科》2卷、《产后编》2卷、4册（光绪刻本）。

耐修子录《白喉忌表》1卷、附《喉痧症治》1卷、1册（民国铅印本）。

清金德鉴辑《烂疒喉痧辑要》1卷、1册（光绪刻本）。

宋释□□撰、清许楣订正《咽喉脉证通论》1卷、1册（光绪刻本）。

清陈耕道等撰《重刊疫痧草》1卷、《白喉捷要》1卷、《吊脚痧论》1卷、1册（光绪刻本）。

清张镜撰《刺疔捷法》1卷、《考正穴法》1卷、1册（光绪刻本）。

无名氏撰《铜人针灸经》7卷、1册（光绪刻本）。

日本汤本求真撰、清刘泗桥译《临床应用汉方医学解说》不分卷、1册（民国铅印本）。

清汪昂辑《医方集解》3卷、2册（道光刻本）。

晋葛洪撰《葛仙翁肘后备急方》8卷、2册（清刻本）。

无名氏撰《长沙方汇》不分卷、1册（清抄本）。

明张时彻撰《摄生众妙方》11卷、4册（隆庆刻本）。

无名氏撰《延寿丹方》1卷、1册（同治刻本）。

金李杲撰《兰室秘藏》3卷、3册（嘉靖刻本）。

明徐用诚撰、刘纯续《玉机微义》50卷（存35卷）、6册（嘉靖刻本）。

元朱震亨撰《格致余论》1卷、1册（嘉靖刻本）。

元王履撰《医经溯洄集》1卷、1册（嘉靖刻本）。

元滑寿撰《难经本义》2卷、2册（清刻本）。

春秋扁鹊撰、明张世贤注《图注八十一难经辨真》4卷、2册（清刻本）。

清程林辑《圣济总录纂要》26卷、10册（乾隆刻本）。

明王纶撰、薛己注《明医杂著》6卷、8册（清刻本）。

清王勋撰《慈航集》4卷、4册（光绪刻本）。

清费伯雄撰《医醇賸义》4卷、4册（光绪刻本）。

清宓莲撰《治急改良易简录》1卷、1册（光绪刻本）。

无名氏撰《雷桐君堂丸散全集》不分卷、1册（石印本）。

清钱澍田辑《敬修堂十种药说》不分卷、1册（清刻本）。

（饶国庆、袁慧、袁良植编《伏跗室藏书目录》，宁波出版社2003年版）

第四节　别宥斋

别宥斋为萧山人朱赞卿的藏书楼名。朱赞卿名鼎煦，毕业于浙江公立法政专门学校。民国初任鄞县法院推事，绍兴龙山法政专门学校教员，后在鄞县执业律师。新中国成立后，任浙江省文史研究馆馆员。喜聚书。别宥斋藏书分藏两处，一在萧山，所藏有明代方志、清初禁书等，抗日战争时移藏山阴下沥桥，不幸于1940年尽付一炬。一在宁波府侧街寓所，后迁入孝闻街。藏书中多善本，有宋刻本《五代史记》，顾

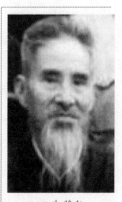

○朱赞卿

千里手校《仪礼》，黄宗羲辑《明文海》稿本等，共约千余种。此外，"说部传奇，科场用书，百家杂说，残稿剩牍亦兼收而并蓄"。1979年8月，朱赞卿先生家属将"别宥斋"10余万卷藏书和1700余件字画文物捐赠给天一阁。

别宥斋藏"子部·医家类"书籍231种简目

丛编6种：

明周子干撰《慎斋遗书》10卷、4册（清刻本）。

明李梴编《医学入门》8卷、13册（清刻本）。

清施雯等纂《盘珠集》19卷、8册（清刻本）。

周和斋辑录《各类医术》11种、13册（清抄本）。

金张从正撰《儒门事亲》15卷、5册（日本正德刻本）。

杜铜峰等撰《医书》不分卷、1册（清抄本）。

医经25种：

春秋扁鹊撰、清丁锦注、民国陈颐寿校《古本难经阐注》4卷、1册《民国石印本》。

春秋扁鹊撰、清丁锦注、民国陈颐寿校《古本难经阐注校正》4卷、1册（民国石印本）。

隋杨上善撰注《黄帝内经太素》30卷（存21卷）、5册（清刻本）。

隋杨上善撰《黄帝内经明堂》1卷、1册（光绪刻本）。

唐王冰注《黄帝素问灵枢经》12卷、1册（明刻本）。

清张隐庵等注《黄帝内经灵枢》10卷（存1卷）、1册（日本刻本）。

唐王冰注、宋林亿等校正《重广补注黄帝内经素问》24卷（存8卷）、1册（万历刻本）。

唐王冰注《重广补注黄帝内经素问》24卷、8册（清影印本）。

唐王冰注、宋林亿等校正、张兆改注《重广补注黄帝内经素问》24卷、附《校伪》1卷、9册（日本安政刻本）。

宋张杲撰《医说》10卷、6册（嘉靖刻本）。

金刘完素撰《素问玄机原病式》2卷、1册（嘉靖刻本）。

元滑寿撰《读素问钞》12卷、3册（明刻本）。

元滑寿撰《难经本义》2卷、2册（万历刻本）。

日本丹波元胤撰《难经疏证》2卷、1册（清刻本）。

明张介宾撰《类经》32卷、附《图翼》11卷、《附翼》4卷（缺2卷）、19册（天启刻本）。

明张世贤注《图注八十一难经辨真》4卷、附《删注脉诀规正》4册（清刻本）。

明朝鲜阳早君许浚撰、日本源元通订正《订正东医宝鉴》23卷、《目录》2卷、25册（日本享保刻本）。

明孙应奎辑《内经类抄》1卷、1册（嘉靖刻本）。

清张介宾撰《质疑录》不分卷、1册（乾隆刻本）。

清周学海评注《内经评文素问》24卷、《遗篇》1卷、《灵枢》12卷、9册（清刻本）。

清胡澍撰《黄帝内经素问校义》1卷、1册（光绪二仁堂刻本）。

清胡澍撰《黄帝内经素问校义》1卷、1册（光绪世泽楼刻本）。

清张志聪撰《黄帝内经素问集注》9卷（存7卷）、7册（清刻本）。

无名氏撰《黄帝内经节次》□卷（存20卷）、2册（抄本）。

清余岩撰《灵素商兑》不分卷、1册（民国铅印本）。

本草11种：

魏吴普等述、清孙星衍、孙冯翼辑《神农本草经》3卷、4册（嘉庆刻本）。

宋唐慎微撰、寇宗奭衍义《重修政和经史证类备用本草》30卷（存9卷）、6册（成化刻本）。

宋唐慎微撰、寇宗奭衍义《重修政和经史证类备用本草》30卷（存9卷）、12册（嘉靖刻本）。

宋唐慎微撰、寇宗奭衍义《重刊经史证类大全本草》31卷、20册（万历刻本）

元王好古撰《汤液本草》2卷、2册（明刻本）。

明缪希雍撰《神农本草经疏》30卷、11册（明刻本）。

明李时珍撰《本草纲目》52卷（存9卷）、8册（明刻本）

清刘若金撰《本草述》32卷（存9卷）、9册（嘉庆刻本）。

清杨时泰辑《本草述钩元》32卷（存30卷）、9册（道光刻本）。

清吴仪洛辑《重订本草从新》6卷、6册（清刻本）。

清张璐撰《本经逢原》4卷、4册（清刻本）。

诊法22种：

晋王叔和撰、宋林亿等校《脉经》10卷、5册（万历刻本）。

晋王叔和撰《脉经》10卷、5册（道光刻本）。

隋巢元方等撰《重刊巢氏诸病源候总论》50卷（存8卷）、1册（明刻本）。

隋巢元方等撰《巢氏诸病源候总论》50卷、8册（宣统汇印本）。

隋巢元方等撰《巢氏诸病源候》50卷、10册（嘉庆刻本）

隋巢元方等撰《巢氏诸病源候论》50卷（存48卷）、16册（清刻本）。

金李杲撰《脾胃论》3卷、2册（清刻本）。

金李杲撰、元王好古撰《东垣先生此事难知》2卷、2册（明刻本）。

元戴启宗撰《脉诀刊误》2卷《附录》2卷、2册（崇祯刻本）。

明刘纯辑《玉机微义》50卷、28册（康熙刻本）。

明张三锡纂《治法汇》8卷、8册（崇祯刻本）。

明卢和纂注《丹溪先生医术纂要》8卷（存1卷）、1册（嘉靖刻本）。

明方广编《丹溪心法附余》24卷（存3卷）、3册（明刻本）。

明薛己撰《薛立斋七要》14卷、4册（明刻本）。

明戴元礼述、余时雨校《秘传证治要诀》12卷、2册（清刻本）。

清林元翰纂述《四诊抉微》8卷、《管窥附余》1卷、4册（雍正刻本）。

清杨乘六编《己任编》8卷、2册（清刻本）。

无名氏撰《分类各症》1卷、1册（清抄本）。

日本盍静翁道三纂《切纸》2卷（存1卷）、1册（日本刻本）。

清张路玉撰《石顽老人诊宗三昧》不分卷、1册（清刻本）。

清罗定昌撰《脏腑图说症治合璧》3卷、3册（石印本）。

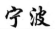

民国孔继华撰《病症辨治常识三编》1册（民国铅印本）。

方论122种：

诸方

晋葛洪撰《肘后备急方》6卷、6册（道光刻本）。

齐龚庆宣辑《刘涓子鬼遗方》5卷、1册（清影摹宋本重刻本）。

唐王焘撰《唐王焘先生外台秘要方》40卷、42册（同治刻本）。

唐孙思邈撰、宋林亿校正《千金翼方》30卷、12册（日本文政刻本）。

唐孙思邈撰、宋林亿等校《备急千金要方》30卷、附《考异》1篇（存29卷）、32册（日本覆宋刻本）。

宋王璆撰《新刊续添昙斋百一选方》20卷、5册（日本宽政刻本）。

宋王贶撰《全生揸速方》4卷、1册（清刻本）。

宋许叔微撰、清叶桂释义《类证普济本事方》10卷、6册（清刻本）。

宋许叔微撰《普济本事方》10卷、《续集》10卷、5册（日本享保训点本）。

宋陈师文等编《太平惠民和济局方》10卷、5册（清刻本）。

宋陈言撰《三因极一病证方论》18卷、6册（道光刻本）。

宋骆龙吉撰《重订骆龙吉内经拾遗方论》4卷、附《种子论》、3册（乾隆刻本）。

宋洪遵辑《洪氏集验方》5卷、1册（嘉庆石印本）。

金李杲撰《兰室秘藏》3卷、2册（万历刻本）。

金李杲撰《兰室秘藏》3卷、1册（清刻本）。

元王好古撰《医垒元戎》1卷、1册（清刻本）。

元王好古撰《医垒元戎》不分卷、附《斑论萃英》1卷、1册（清刻本）。

明胡濙撰《卫生简易方》12卷（存3卷）、3册（宣德刻本）。

明胡濙撰《卫生简易方》12卷、《附录》1卷、8册（嘉靖刻本）。

明吴近山集《药方类》2卷、2册（嘉靖刻本）。

明吴近山辑《药方类》2卷、2册（抄本）。

明叶文龄撰《医学统旨》6卷、12册（嘉靖刻本）。

明吴昆撰《医方考》6卷、11册（万历刻本）。

明张时彻撰《摄生众妙方》11卷、《急救良方》2卷、6册（万历刻本）。

明戴元礼撰《证治要诀》12卷、4册（明刻本）。

明万表辑、万邦孚增补《万氏家钞济世良方》6卷（存2卷）、2册（万历刻本）。

明朱震亨撰《丹溪心法》5卷、《附录》1卷（存1卷）、1册（明刻本）。

明吴勉学校《重订丹溪先生心法》5卷（存1卷）、1册（清刻本）。

明吴有性撰《温疫论》2卷、《补遗》1卷、1册（嘉庆刻本）。

明张介宾撰、鲁超订《精选治疟必喻》2卷、1册（日本享保刻本）。

清罗美撰《古今名医方论》4卷、4册（康熙刻本）。

清王子接注《十三科绛雪园古方选注》4册（雍正刻本）。

清张吴氏撰《增广验方新编续集》2卷、1册（清石印本）。

清容山德轩氏辑《普济应列良方》11卷、1册（咸丰刻本）。

清陈士铎撰《石室秘录》6卷（存4卷）、5册（康熙刻本）。

清费伯雄撰《医方论》4卷、2册（光绪刻本）。

清胡雪岩撰《胡庆余堂丸散膏丹全集》14卷、1册（光绪刻本）。

清吴尚先撰《理瀹骈文摘要》2卷、2册（光绪刻本）。

清陈劢辑《寿世良方》4卷、首1卷、1册（光绪刻本）。

清丁日昌辑《选录验方新编》18卷、1册（光绪铅印本）。

清钱康荣增辑《增辑普济应验良方》8卷、1册（光绪刻本）。

清陆啸松撰《验方新编》18卷、1册（光绪石印本）。

清罗美选评《古今名医汇萃》8卷、4册（清抄本）。

清李用梓撰《证治汇补》8卷、6册（康熙刻本）。

清鲍相璈编辑《验方新编》16卷、8册（道光刻本）。

清叶香侣辑《平易方》4卷、4册（嘉庆刻本）。

清汪士雄撰《四科简效方》甲集1册（光绪刻本）。

清赵学敏撰《串雅内编》4卷（存2卷）、1册（光绪木活字本）。

清张路玉撰《张氏医通纂要》4卷、5册（光绪刻本）。

无名氏《薛氏活人宝笺》不分卷、1册（清抄本）。

清汪昂撰《医方集解》3卷、3册（清刻本）。

清汪昂辑《医方汤头歌括》1册（清刻本）。

无名氏《史载之方》2卷、2册（清抄本）。

清王子接撰《绛雪园古方选注》不分卷、2册（乾隆介景楼刻本）

清王子接撰《绛雪园古方选注》不分卷、4册（清扫叶山房刻本）

无名氏《古方分类》1册（清抄本）。

陆法立辑《医方》1卷、1册（抄本）。

无名氏《大德重校圣济总录》200卷（存87卷）、35册（日本活字本）。

伤寒

汉张仲景撰、民国周利川纂录《伤寒汲古》3卷、1册（民国铅印本）。

汉张仲景撰、清尤怡集注《金匮心典》3卷、3册（雍正刻本）。

宋郭雍撰《伤寒补之论》20卷、4册（道光刻本）。

宋庞安时撰《伤寒总病论》6卷（存3卷）、1册（道光石印本）。

宋许叔微撰《伤寒九十论》1卷、1册（光绪刻本）。

宋赵以德衍义、清周扬俊补注《重刊金匮玉函经二注》22卷《补方》1卷、6册（清刻本）。

宋许叔微撰《新编张仲景注解伤寒百证歌》5卷、1册（清刻本）。

明孙一奎撰、清孙泰来等校《赤水玄珠》30卷（存17卷）、16册（康熙刻本）。

明戈维诚撰、清朱陶性校刊《伤寒补天石》2卷、《续》2卷、4册（嘉庆木活字本）。

明吴绶撰《伤寒蕴要全书》4卷、4册（弘治刻本）。

明吴恕撰《伤寒活人指掌图》不分卷、1册（明刻本）。

清周扬俊辑注《温热暑疫全书》4卷、2册（清抄本）。

清周扬俊辑注《伤寒论三注》16卷、8册（乾隆刻本）。

清周扬俊撰《金匮玉函经二注》22卷、6册（同治刻本）。

清魏荔彤撰《金匮要略方论本义》22卷、4册（雍正刻本）。

清尤怡撰《金匮翼》8卷、8册（嘉庆刻本）。

清寄瓢子撰《温热赘言》1卷、1册（道光刻本）。

清吴瑭撰《温病条辨》6卷首1卷、4册（道光刻本）。

清叶桂撰《医效秘传》3卷、3册（道光刻本）。

清林昌彝撰《六经伤寒辨证》4卷、《六经伤寒辨证方法》4卷、3册（同治刻本）。

清张登撰《伤寒舌鉴》1卷、1册（光绪刻本）。

清秦之桢撰《伤寒大白》4卷、《总论》1卷、4册（光绪刻本）。

清王士雄撰《温热经纬》5卷、4册（光绪刻本）。

清许起撰《霍乱然犀说》2卷、末1卷、1册（光绪刻本）。

清喻昌撰《寓意草》1卷、1册（清刻本）。

清陶华辑《伤寒全生集》4卷、4册（清刻本）。

清魏荔彤纂释《伤寒论诸方》22卷、首1卷、5册（清刻本）。

外科

元齐德之撰《外科释义》2卷、2册（清刻本）。

明汪机撰《外科理例》7卷、2册（嘉靖刻本）。

明汪机撰《外科理例》7卷、《附方》1卷、1册（嘉靖刻本）。

明汪机撰《外科理例》7卷、2册（抄本）。

明沈之问辑《解围元薮》4卷、4册（嘉庆刻本）。

清钱秀昌辑《伤科补要》4卷、1册（嘉庆刻本）。

清汪祝尧辑《外科易知初稿》10卷、10册（清稿本）。

无名氏《跌打伤损》不分卷、1册（清刻本）。

民国吴韵仙辑《重刊刺疗捷法》1卷、1册（民国铅印本）。

眼科

唐孙思邈辑《银海精微》2卷、1册（清刻本）。

明傅仁宇纂辑《傅氏眼科审视瑶函》6卷、5册（明刻本）。

明傅仁宇纂辑《傅氏眼科审视瑶函》6卷、6册（乾隆刻本）。

明葆光道人撰《眼科龙木集》10卷、《附论》1卷（存4卷）、2册（清刻本）。

无名氏《白喉治法忌表抉微》不分卷、1册（光绪刻本）。

清金德鉴撰《烂喉痧痧辑要》不分卷、1册（光绪刻本）。

妇科

宋昝殷撰《经效产宝》3卷、续1卷、1册（光绪刻本）。

明陈文治辑《广嗣全诀》12卷（存1卷）、1册（明刻本）。

明万密斋撰《万氏女科》3卷、2册（清刻本）。

明竹林寺僧撰《妇科秘方》1卷、1册（同治刻本）。

清萧埙撰《女科经论》8卷、4册（康熙刻本）。

清傅山撰《女科》2卷、《产后编》2卷、4册（道光刻本）。

清汪喆撰《产科心法》2卷、附方、1册（道光刻本）。

无名氏《竹林女科证治》4卷、4册（光绪刻本）。

清姚文田撰《难产神验绣阁保产良方》1卷、1册（光绪刻本）。

无名氏《产科图说》1册（铅印本）。

无名氏《广嗣神验奇方》1卷、《小檀乐宝镜景》6卷（抄本）。

男科

清傅山撰《傅青主男科》2卷、《补遗》1卷、2册（光绪江都刻本）。

清傅山撰《傅青主男科》2卷、《补遗》1卷、2册（光绪湖北刻本）。

儿科

宋阙名撰、李调元校《颅囟经》2卷（存1卷）、1册（光绪刻本）。

宋钱乙撰、阎忠孝辑《钱氏小儿药证直诀》3卷、《附方》1卷、2册（康熙刻本）。

明鲁伯嗣撰《婴童百问》10卷（存1卷）、1册（明刻本）。

无名氏《婴童百问》10卷（存3卷）、1册（清刻本）。

明刘廷爵撰《活动便览》2卷、1册（正德刻本）。

无名氏《小儿卫生总微论方》21卷（存5卷）、1册（明刻本）。

清唐威原撰《痘科温故集》2卷、2册（乾隆刻本）。

清王德森辑《保赤要言》5卷、1册（宣统刻本）。

清郑启寿撰《郑氏瘄略》1卷、1册（道光刻本）。

针灸9种：

晋皇甫谧撰《针灸甲乙经》12卷、《轩辕碑记医学祝由十三科》（存7卷）、2册（清刻本）

宋王惟一辑《铜人针灸经》5卷、2册（光绪刻本）。

宋王惟一等编《铜人徐氏针灸合刻》不分卷、2册（明刻本）。

宋王惟一撰《新刊铜人针灸经》7卷、2册（明刻本）。

元窦桂芳辑《针灸四书》9卷（存8卷）、附1种、3册（清抄天一阁元刻本）。

元西方子撰《新编西方子明堂灸经》8卷、2册（明刻本）。

明杨继洲辑、靳贤补辑《针灸大成》10卷（存7卷）、7册（清刻本）。

明汪机撰《针灸问对》3卷、1册（嘉靖刻本）。

清蔡烈先辑《本草万方针线》52卷（存8卷）、4册（乾隆刻本）。

养生6种：

宋陈君直撰《寿亲养老书》不分卷、1册（清抄本）。

明戴原礼撰《推求师意》2卷、1册（嘉靖刻本）。

清朱淇辑《寿世编》不分卷、1册（嘉庆刻本）。

清熊应雄辑《推拿广意》3卷、1册（清石印本）。

清熊应雄辑、陈世凯重订《推拿广意》3卷、3册（清同文堂刻本）。

清熊应雄辑《推拿广意》3卷、2册（光绪刻本）。

史传史案30种：

清殷仲春辑《医藏书目》1册（清抄本）。

宋陈言撰《三因极一病源论粹》18卷（存2卷）、1册（清抄本）。

清妙真道人撰《祝由科》6卷、5册（朱墨抄本）。

明无闾子撰、吕医山人评《医贯》6卷、4册（清刻本）。

明赵献可撰《医贯》6卷、6册（清刻本）。

明江瓘辑《名医类案》12卷、12册（同治刻本）。

明孙一奎撰《赤水玄珠医案》（存9卷）、9册（日本刻本）。

清骆登高撰《医林一致》5卷、10册（康熙刻本）。

清唐大烈辑《吴医汇讲》9卷、4册（乾隆五十七年刻本）。

清唐大烈辑《吴医汇讲》10卷（存7卷）、5册（乾隆五十八年刻本）。

清董西园撰《医级》10卷、首1卷、末1卷、10册（乾隆刻本）。

清武叔卿撰《济阴纲目》14卷、7册（雍正刻本）。

清武之望撰《济阴纲目》14卷、附《保生碎事》1卷（存13卷）、7册（清刻本）。

清吴金寿辑《三家医案合刻》不分卷、2册（清刻本）。

清陈耕道、张绍修撰《疫痧草》1卷、附《白喉捷要》1卷、《吊脚痧方》1卷、1册（光绪刻本）。

清陈耕道撰《疫痧草辨论章》不分卷、1册（道光刻本）。

清徐大椿撰《洄汗医案》1卷、1册（咸丰刻本）。

清章楠撰《医门棒喝》4卷、《二集》9卷、14册（同治刻本）。

清赵彦晖撰《存存斋医话稿》2卷、1册（光绪刻本）。

无名氏《太医局诸科程文》9卷、3册（光绪刻本）。

清叶桂撰《临证指南医案》10卷、《续刻叶案精选良方》4卷、12册（光绪刻本）。

清李用粹撰《证治汇补》8卷（存7卷）、7册（光绪刻本）。

明李中祥撰《医宗必读》10卷、5册（光绪刻本）。

清钱松撰《辨证奇闻》10卷、6册（光绪石印本）。

清郑宏纲撰《重楼玉钥》不分卷、1册（光绪刻本）。

李士材撰《名人医案》不分卷、1册（清抄本）。

清释无坚撰《药治通义》12卷（存5卷）、1册（清刻本）。

清太医院纂《御纂医宗金鉴》74卷（存1卷）、1册（清刻本）。

无名氏《达生编》2卷、1册（清刻本）。

清马俶撰《印机草》不分卷、1册（清抄本）。

余岩撰《余氏医述》6卷、2册（民国铅印本）。

（天一阁博物馆编《别宥斋藏书目录》，宁波出版社2008年版）

第五节 蜗 寄 庐

蜗寄庐为孙家溎（1879—1945年）的藏书楼名，喻为狭小如蜗牛壳的屋子，在天封塔南塔前街（塔影巷）。孙家溎是清末秀才，曾在上海当过小职员。生性好学，关心文献，省吃俭用购藏书籍，楼上卧室大部分辟为藏书专用，额曰"蜗寄庐"。20世纪初，抢救收藏包括"天一阁"、"抱经楼"等散失于民间的珍本，著名的有元刻《隋书》、《范文正公全集》，明刻《蔡中郎集》，明抄本《圣宋名贤四六丛珠》等，约有447部，共约20000卷，其中珍贵的善本占一半。1964年，子孙定观将整理好的藏书低价出让或捐赠天一阁。1979年复捐献古籍538种、954部、5287卷共1670册及字画86件，与此前捐赠的共计14947卷。

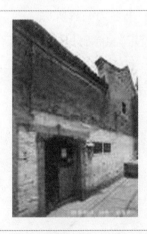

○蜗寄庐所在地塔影巷

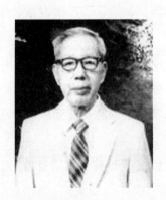

○孙定观

蜗寄庐藏"子部·医家类"书籍44种简目：

明方广编《丹溪心法附余》24卷首1卷。明刻本，2册。存7卷：卷六至八、十三至十六。

明张介宾撰《景岳全书》24集64卷。清康熙五十年玉诏堂刻本，24册。

清冯兆张撰《冯氏锦囊秘录》8种50卷。清康熙四十一年刻本，10册。存3种17卷：《内经纂要》2卷，《杂症大小合参》14卷，《脉诀纂要》1卷。

清吴谦等纂《御纂医宗金鉴》15种90卷、首1卷。清乾隆间刻本，24册。存6种42卷：《订正伤寒论注》17卷，《订正金匮要略注》8卷，《痘诊心法要诀》1卷，《刺灸心法要诀》8卷，《正骨心法要旨》4卷。

明张介宾撰《宜麟策》不分卷。鸿远书屋朱丝栏抄本，1册。

清赵学敏撰《本草纲目拾遗》10卷。清同治十年吉心堂刻本，8册。

佚名编《药材产地》不分卷。抄本，1册。书名为编者所加。

东周扁鹊撰，清丁锦注《古本杂经单注校正》4卷。民国十八年石印本。1册。

明王肯堂撰《端本堂考正脉镜》不分卷。清抄本，1册。

清佚名编《观形察色识病要诀》不分卷。清抄本，1册。

佚名编《树德堂脉诀便读》不分卷。清抄本，1册。又名《四言脉诀》。

宋虞世撰《四时养生常用要方》2卷，《古今录验养生必用方》3卷。近抄本，1册。

明张介宾撰《新方八略》1卷。清抄本，1册。

明龚信纂辑，龚廷贤续编《古今医鉴》16卷。明万历刻本，1册。存1卷：卷四。

清童增华撰《存心稿》2卷。清刻本，1册。附《活人一术》1卷。

清管茂材等撰《内科新说》2卷。清石印本，1册。

清龚居中辑《痰火点雪》1卷、附《诸方》。清范鞠斋抄本，1册。

清朱载杨撰《痲症集成》4卷。民国二十年四明印刷所铅印本，1册。

清徐子默撰《吊脚痧方论》不分卷。清刻本，1册。

清倪涵初撰《倪涵初先生治疟三方》不分卷。清刻本，1册。

佚名编《伤寒正宗》不分卷。抄本，2册。

佚名编《咽喉急症秘传尤先生》不分卷。清抄本，1册。

佚名编《咽喉症治论等》不分卷。清抄本，1册。

清王维德纂辑《外科症治全生集》4卷。清刻本，1册。

清吴谦艾撰《医宗金鉴外科心法要诀》不分卷。 抄本，1册。

清王瑞伯撰《伤科心法要诀》不分卷。清朱丝栏抄本，1册。

清王瑞伯传《跌打奇方》不分卷。清抄本，1册。封面题《王瑞伯跌打奇方》。

张增翔订《疔疮治疗》不分卷。抄本，1册。

清邓学礼撰辑《目科正宗》5卷末1卷。清嘉庆十年邓氏刻本，1册。又名《目科秘要》。

清涂绅撰《鼎契太医院分行眼方论百代医宗》1卷。近抄本，1册。

佚名编《眼科医药钞》不分卷。抄本，1册。

明傅青主撰《傅青主女科》2卷、《女科补遗》1卷、《女科产后编》2卷。清光绪二十五年上海图书集成印书局石印本，1册。

清黄惕斋辑《胎产集要》3卷、附《幼科摘要》1卷。清乾隆四十六年敬义堂刻本，1册。

清汪吉撰《产科心法》2卷。清道光十四年上洋王氏曙海楼刻本，1册。

清吴宁澜撰《保婴易知录》2卷、《补编》1卷。清同治十二年宁郡刻本，1册。

清何荣撰《胎产金针》3卷。清光绪七年刻本，1册。存2卷：卷一至卷二。

清竹林寺僧撰《竹林寺女科》不分卷。民国元年抄本，1册。

佚名撰《济阴奇书》不分卷。清抄本，4册。

佚名辑《女科摘要》不分卷。清抄本，3册。据甬上宋氏抄录。

佚名编《儿科女科治法》不分卷。清抄本，1册。书名为编者所加。

佚名撰《西方子明堂灸经》8卷、附《校勘记》1卷。清光绪十年钱塘丁氏当归草堂刻本，1册。

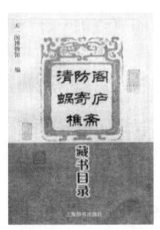

清范毓馥撰，周雍和编《太乙神针》不分卷。清抄本，3册。

清郎锦骐辑《检验合参》不分卷。清抄本，1册。

佚名编《祝由科续集》6卷。抄本，2册。

（天一阁博物馆编《清防阁蜗寄庐樵斋藏书目录》，上海辞书出版社2010年版）

第六节 清 防 阁

清防阁为甬上著名实业家杨容林的藏书室名。杨容林是鄞县（今鄞州区）人。曾任宁波通利源油厂经理、董事。性喜读书、藏书，尤喜欢收藏碑帖，且精鉴别。"清防阁"继承自其父杨臣勋，至其又购得张氏二铭屋藏碑拓本，遂使所藏碑帖逾千种。1979年10月，杨容林子杨祖白等遵父遗愿，将古籍415部、字画25件和碑帖1000余通捐献天一阁。

清防阁藏"子部·医家类"书籍10种简目：

唐王冰撰《补注黄帝内经素问》20卷。清刻本，2册。存8卷：卷四至卷十一。

明李时珍撰《本草纲目》52卷图3卷。清光绪十八年鸿宝斋石印本，16册。附清蔡烈先辑《本草万方针线》8卷。

清赵学敏辑《本草纲目拾遗》10卷。清同治十年吉心堂刻本，8册。

清陈劢编辑《寿世良方》4卷首1卷。清光绪十四年四明积善堂王氏刻本，1册。

清汪昂编辑《汤头歌诀》不分卷、附《经络歌诀》。清光绪二年墨润堂刻本，1册。

佚名撰《绿槐堂疹症方论》不分卷。清光绪九年四明菇古斋铅印本，1册。

明江瓘编，江应宿增补《名医类案》12卷。清光绪十一年信逯堂刻本，12册。

清魏之琇编，张用宾重校《续名医类案》36卷。清光绪十三年刻本，36册。

清程国彭撰《医学心悟》5卷。清嘉庆二十四年扫叶山房刻本，4册。

清佚名编《临产要旨》不分卷。清光绪二年宁郡敬绪堂刻本，1册。又名《达生编摘要》。

（天一阁博物馆编《清防阁蜗寄庐樵斋藏书目录》，上海辞书出版社2010年版）

第七节 宁波图书馆

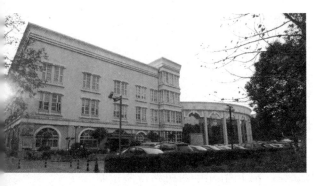

○宁波图书馆

"子部·医家类"书籍21种简目：

明张世贤图注《图注难经脉诀》8卷（明刻本）。

清冯一梅撰《索回校勘记》（稿本）。

清陈颐寿撰《古本难经阐注校正》4卷（民国石印本）。

明高斗魁撰《四明医案》1卷（道光重刻本）。

明高斗魁撰《四明心法》1卷（康熙刻本）。

清镇海蒋金镛辑《临床考证》（光绪刻本）。

民国曹炳章撰《辨舌指南》6卷（民国石印本）。

慈溪魏长春撰《魏氏验案类编初集》2卷（民国铅印本）。

鄞县吕献采辑《诊脉法》1册（稿本）

清鄞县张德裕辑《本草正义》2卷（道光刻本）。

明张时彻撰《摄生众妙方》11卷（民国重刊本）。

清陈劢编《寿世良方》4卷（光绪刻本）。

民国赵文通编《赵翰香居验方类编》（民国石印本）。

周利川编《伤寒汲古》3卷（民国铅印本）。

清林翼臣著《疯痨臌膈辨》（光绪石印本）。

周利川撰《精神病广义》2卷（民国铅印本）。

清陈颐寿撰《痈疽集方》（稿本）。

清吕熊飞撰《眼科易秘》4卷（光绪刻本）。

《有明眼科》（清写本）。

清陈劢撰《重订陆地仙经》（稿本）。

余岩著《余氏医述》6卷（民国铅印本）。

（俞福海主编《宁波市志》，中华书局1995年版）

附： **宁波历代藏书楼一览表**

名　称	主　人	时代	藏书数量	书楼所在地	备　注
东　楼	楼　钥	南宋	1万余卷	月湖竹洲	藏书已佚
碧　沚	史守之	南宋	1万余卷	月湖芳草洲	藏书已佚
清容居	袁　桷	元	称"甲于东南"	南湖学士桥	藏书已佚
万卷楼	丰　坊	明	数万卷	马园巷	藏书已佚
天一阁	范　钦	明	原有7万卷。1949年仅存1.3万余卷	湖西	现为国保单位，藏古籍30万卷
西　园	范大澈	明	4～5千种	前莫家巷	藏书已佚
四香居	陈朝辅	明	仅次于天一阁	带河巷	藏书已佚
南　轩	陆　宝	明	仅次于四香居	桂井巷	藏书已佚
天赐园	谢三宾	明	约1万种	谢家巷	藏书已佚
续钞堂	黄宗羲	清	3万余卷	余姚	部分藏书后归二老阁
寒松斋	万斯同	清	10余万卷	尚书街58号	藏书已佚
二老阁	郑　性	清	3万余卷	慈溪县鹳浦	藏书已佚
双韭山房	全祖望	清	5万卷	桂井街	藏书已佚
抱经楼	卢　址	清	10万卷	石板巷1号	藏书已佚
五桂楼	黄澄量	清	5万余卷	余姚梁弄镇	楼存，书部分存
香远居	周　钺	清	1万余卷（医书）	余姚开元乡	藏书已佚
烟屿楼城西草堂水北阁	徐时栋	清	10万卷	共青路79号花池巷18号	书佚，水北阁迁天一阁南园
诒砚堂旧雨草堂	陈　鉴陈清瑞	清	3万余卷	迎凤街	楼存，书佚

续表

名　称	主　人	时代	藏书数量	书楼所在地	备　注
运甓斋	陈　劢	清	数万卷	咏归路58号	楼存，书佚
醉经阁	冯云濠	清	5万卷	慈溪县城	书后归秦氏抹云楼
六一山房	董　沛	清	5万卷	鄞县邱隘	藏书已佚
墨海楼	蔡鸿鉴	清至民国	近10万卷	蔡家弄	1921年书归萱荫楼
约　园	张寿镛	民国	16万卷	上海、宁波	1956年捐赠北大图书馆
萱荫楼	李庆城	民国	3万余册	毛衙巷	书捐赠国家
集古阁	曹炳章	民国	5千种	绍兴等地	藏书捐赠国家
抹云楼	秦润卿	民国	6万～7万卷	慈溪县城	楼在，书1952年捐赠国家
别宥斋	朱鼎煦	民国	10万余卷	萧山、宁波	书1979年捐献国家
伏跗室	冯孟颛	民国	3万余册	孝闻街	楼在，书捐赠国家
蜗寄庐	孙家溎	民国	954部	塔影巷	书捐赠天一阁

第四章

有关宁波中医药碑记选载

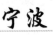
宋太医李君墓志铭

宋 舒亶撰

（碑今藏慈溪博物馆）

宋故李府君墓志铭（篆盖）

宋太医李君墓志铭

通直郎管句杭州洞霄宫骑都尉赐紫金鱼袋舒亶撰

予尝怪世之学士大夫聪明智辩，博极今古，独于黄帝之书所谓《难经》、《素问》者，多置不学，莫亲于身，莫爱于父母、兄弟、妻子，一有疾，则瞪目拱手，以死生听于众医，于养生不既拙矣。

予自家居，因窃有意焉，然恨其书多难考也。颇闻里有李君交者，尝受其书于名师，因子以所疑诘之，往往有得于言意之表者。予仲兄尝得疾，自京师抵淮渐，众医莫能用智。君诊曰："无害也，得丹砂可疗。"已而得丹砂验。予一日使诊，曰："有痹证，是当春夏交发于腰股间。"遂授以数药。曰："发则当疮。"用是药验，已而信然。此皆予之所亲尝试者，推此以观君，则治他疾可见矣。

君性至孝，事寡母，饮食汤剂不以付家人，事无可否，一以适亲意为主。亲年益高，不忍去左右，远方以疾谒者多谢弗往也。父捐馆之日，才余敝屋数间，□不满□夫，至君稍广之，晚乃均以给二兄，独以其所自致者养其母，乡人尝为列其事于州。君资畏慎，无过行。少学进士，中间州使职医事。最后，龙阁丰公帅河朔，以其里旧奏补君太医助教，其志遂弗就也。然益治书馆，置经史，每从士人游，而日夜劝诸子学弗懈也。

君字敬之，世为四明人。三世皆不显。先娶陈，生子男三人，敬中、勤中、执中，皆业进士。女三人，皆适里士。晚娶孙，生男三人，修中、莹中、恬中。享年五十有四，元符改元七月二十七日卒于家。

当是时，人病小疫，医师多以传气死者，君曰"吾毋行，年九十矣"，遂谢病杜门不复出。未几果病，比死无他语，独歔歙忍泪顾其母曰"不孝也"，乡人莫不哀之。以其年十二月初八日，葬于慈溪县德门乡先茔之侧。当其葬，敬中实来请铭。铭曰：

> 竭力以求吾志，以养其亲；托术以游于世，以致吾仁。一乡之行，匹夫之身，君则多矣。尚何憾于斯人！

刻者陈巨

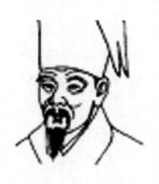

○舒亶

舒亶（1041—1103年），字信道，号懒堂，慈溪（今属浙江）人。治平二年（1065年）试礼部第一，授临海尉。神宗时，除审官院主簿，迁秦凤路提刑，提举两浙常平。后任监察御史里行，与李定同劾苏轼，是为"乌台诗案"。进知杂御史、判司农寺，拜给事中，权直学士院，后为御史中丞。崇宁元年（1102年）知南康军，以开边功，由直龙图阁进待制，翌年卒，年六十三。《宋史》、《东都事略》有传。今存赵万里辑《舒学士词》一卷，存词50首。

宋陆次云墓志

（碑今藏奉化市滕头村石窗艺术馆）

先君讳次云，字晋卿，姓陆氏。曾祖永年，祖球，父建中，俱不仕。母林氏，世籍庆元府慈溪县。

天圣间，我高祖曾徙居城闉，建炎扰攘，先君侍亲辟难奉化，因家焉。淳熙十二年，该寿圣皇太后庆寿恩，以楶任翰林医学，封保义郎。十三年，该高宗庆寿恩，进封成忠郎。生于政和二年二月十六日，庆元元年二月二十日以疾卒，享年八十有四。元室朱氏，继室刘氏，同里人也，皆先先君而亡。子男三人：端仁，将仕郎，蚤亡；楶，翰林医学特差充庆元府驻泊医官，赐绯；椿，习医科。女一人，适里士刘炳。孙男七人，厚、寿、然、烈、点，幼者未名。孙女七人，舒廷士、李诜伯、赵熙光、徐熊，皆婿也。余未行。曾孙三人，尚龀。以四月十五日庚午葬于禽孝乡三岭之岗，治日之所自卜。

楶等不孝，天降酷罚，以夺我先君。惟先君天资浑厔，接物以和，御下以恩，喜怒未尝见于辞色，遐退知分。少年已绝宠荣望，不事生理，治药自隐，以世其业。济人颠危，不致别于贫富，不告劳于寒暑，而尤疏财乐施。或以阸穷来者，必量宜赒恤。亲媚有女不能遣，为之择妃，使得其所归。抚孤毓幼，赴难急义，虽晚岁无倦恔。至于缮桥除道，跰步病涉者，殆无有矣。德先君之赐居多，天道好还，故视履服食益壮于老，伏腊粗完，毕命上寿。顾先君无憾可赏，然人子终身之慕，不于此而遽止也。

呜呼痛哉！尽七而葬，未遑乞铭于当世君子，姑节略先君终始之大概，写之于石，纳诸圹，少伸罔极之悲云。

孤子楹等泣血谨书

诜伯书讳

陆楹，奉化人，墓主次子，翰林医学，差充庆元府驻泊医官，封成忠郎。

李诜伯，系墓主次女婿，嘉定元年（1208年）进士，官监行在转般仓（光绪《奉化县志·选举表》），其时尚未中进士，故无衔。

出土时间、地点不详。高60厘米，阔40厘米。志文正书，共十五行，满行三十四字。

唐开元二十六年（738年），以故鄮、句章、鄞三县置明州。南宋宁宗赵扩曾在藩邸遥领明州观察使，绍熙五年（1194年）七月二十五日登基，并改元庆元（即次年为庆元元年），因于当年（1194年）十一月二十四日降旨升州为府，并以"庆元"名之，其守曰知军府事，自此由明州始改称庆元。

此志是宁波宋代医学史中一则重要史料：一是志主陆次云以治药为生，是目前所见唯一一位宋代药师；二是当时志主之次子陆楹为"翰林医学特差充庆元府驻泊医官"，季子陆椿"习医科"，表明这是一个医药家庭，同时也说明当时庆元府已有医学管理机构，比宝庆《四明志》所载早30多年。当时，同奉化有董溱、陆溥两名医，曾用感应丹治愈出镇四明皇子魏王赵恺的寒热症而称誉医坛，号为"董陆义逊"，然未知此陆溥与此墓志陆氏是否有族源关系。（章国庆）

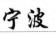

庆元路建医学记

元 王应麟撰

（文见延祐《四明志》卷十四）

医之兴也，其于上古乎？巫彭初作医，曷为本于三皇？古《三坟》书，倚相后无闻。《易》以筮传，《本草》、《内经》以医传，天之牖民至矣。《本草》、《内经》，医之原也。《易》何与于医？坎离阴阳，《参同》、《纳甲》发其蕴，养生者宗焉。是以言医必曰羲、农、黄帝云。成周医有师，江左元嘉昉建学。唐州郡有学，助教掌之。宋崇观间，置学京师，在外附职侯频。自古昔方技为王宫之一守，今朝廷崇奖蠲复，悉与儒等，诸路设校立师教育之，将跻斯民寿域，德至渥也。惟四明学犹阙。至元二十八年冬，肃政廉访副使陈公祥揽辔来临，察民顿呻，尤以医为重。顾讲习无所，喟然思作新兴起之，相攸胥宇，鸠工经始，毖祀三皇，礼仪肃，堂宇门庑奂奕。学成，属予以记。余闻之前修，医之为道，推本五行六气，寒暑日星，考验风土山川。其于人也，骨节经络，撲荒腧穴，内则藏府焦禺井谷，精微奥眇，虽国工高手弗能究，岂庸夫俗子可与知，世不轻试而苟得者鲜矣。此学医者人费，可不谨乎？是故医不可无学。岐伯之师曰僦贷季，秦越人之师曰长桑君，太仓公之师曰公孙光阳庆。盖下学可以言传，上达必由心悟。诵言未明于心，读古人之糟魄，斫轮犹议之，矧寿夭生死所系乎？然则学孰为要？一言蔽之，曰仁。程子谓医书以痿痹为不仁，最善名状仁者。

又云切脉可观仁。仁，人心也，天地生生之心，人得之以为心。心仁则疾痛切身，若保赤子，万物一体也。不仁则善不胜利，理泪于欲，肝胆楚越也。陟降庭止，前圣临之在上，以仁存心，以心合天，如涪翁之不求报，宋清之不为市，庞安常之好施，许叔微之阴坊，精义入神，将得不传之妙于筌蹄之表。惟贯道器德艺于一致者，可以语此。其或专已臆决，乃曰医者意也，是犹废学古入宫之训，而曰何必读书，其害不止误注《本草》而已，殆非教学师古之意。虽然，余言毛矣，傥以为然，愿以为学者之箴石。是岁九月旦日记。

　　王应麟（1223—1296年），字伯厚，号深宁居士，祖籍河南开封，后迁居庆元府鄞县（今浙江鄞县）。进士，历事南宋理宗、度宗、恭帝三朝，位至吏部尚书。博学多才，对经史子集、天文地理都有研究，是南宋末年的政治人物和经史学者。南宋灭亡以后，他隐居乡里，闭门谢客，著书立说。明代著名诗人、王应麟的同乡黄润玉在《先贤赞》中称颂王应麟："春秋绝笔，瑞应在麟。宋诈记录，瑞应在人，尼父泣麟，先生自泣。出匪其时，呼嗟何及。"

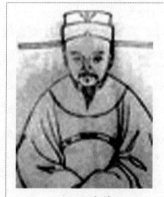

○王应麟

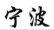

重建庆元路医学记

元 袁桷撰

（文见延祐《四明志》卷十四）

　　医之书作于上古乎？后人犹疑焉。阴阳气运之说，与《易》、《书》、《礼》相吻合，虫鱼草木之精详，于《诗》尤近之。然其辞义奥古，卒莫能通晓，非专治者不能也。先王知之，始为之师以教之，后复立学以长之，生人之本由是备矣。至元壬辰，济南陈公祥为肃政廉访副使来四明，遵诏旨，立医学。学成甫十有八年，毁焉。其地近市狭隘，咸病展事。鄞县西有故主簿听事基，及傍近地，芜砾不治，于是教授徐君源道等请于郡，迁以广之。乃斥其旧地，得财若干以治土木，郡侯完颜定儿首为之功，推官贺君贞赞补其役，隶于医籍者，胥率钱以辅之。逾年而学完，殿庑翼成，轩阁深静。会余自京师还里，属记其事。余幼尝闻长老言，乡里多名医，皆修谨退让，呐呐然若不胜衣。察脉视色，必原于井谷经络之微眇，调制汤液，必通乎风土之宜，甘辛燥湿内外，相为表里者，悉参取于经传，故其术百不失一。怀疑审问，求正于胜己，无忌悒之谬。道同而气和，相逊以礼，相处以义。而昔时公卿家激励奖与之道，又能使尽其术而无愧。噫，亦盛矣！今皇宇恢廓，五方士民参杂乎州里，拘而不达，将不胜其弊，率焉以侥幸，惧其深有所失也。徐君世儒医，教授是邦，今二十余年，重静而不挠。昔之所闻，徐君深知之，广天子好生之德，谆谆然语之，使后之学者诵其书，毋执一以自满，虚心逊志，复昔时之长厚，不幸罹于疾病，将得尽其顺受，无天阏之害，则徐君之教，不亦阐乎！余归田里，尚幸而见也。延祐三年三月，翰林侍制、文林郎、兼国史院编修官袁桷记。

袁桷（1266—1327年），字伯长，号清容居士，庆元鄞县（今属浙江宁波）人。始从戴表元学，后师事王应麟，以能文名。20岁以茂才异等举为丽泽书院山长。大德元年（1297年），荐为翰林国史院检阅官，时初建南郊祭社，进郊祀十议，多被采纳。升应奉翰林文字，同知制诰兼国史院编修官。请购求辽、金、宋三代遗书，以作日后编三史的史料。延祐年间（1314—1319年），迁侍制，任集贤直学士，未几任翰林直学士，知制诰同修国史。至治元年（1321年）迁侍讲学士，参与纂修累朝学录，泰定元年（1324年）辞归。卒赠中奉大夫、江浙中书省参政，封陈留郡公，谥文清。

（奉化州医学）三皇殿记

元 袁桷撰

（文见延祐《四明志》卷十四）

马侯为州，急先崇儒，建尊经阁成，作而曰：学无田，曷足养士？表圭田租劝之。于是乡之儒合言，兹实吾党耻。乡校日毁，青衿赋焉，馆餐有加，士子知教，盍助田以成侯志。侯复曰：先贤遗则，惠养存没，规曷敢湮？废正藉，端本耻，格贪戢。于是始言曰：噫！世祖皇帝仁行肇邦，万世永宪。今获守兹土，疾疹不治，黎民何辜？乃建三皇殿。初，殿在废观址，后徙寺旁，庳隘弗称。询图考初，厥地爽亢，遂广土而兴之。百柱翼成，万瓦麟比。厚者效泉，力者输役，官不出赋而岿然光尊。耆老赞企，愿纪其建立，以彰侯绩。桷尝闻庖牺阐极，人居其中，灵根湛纯，万化是生。坎离致用，穷阴阳之机，寿夭不齐，彼实戕窃。惟大圣人忧之，树艺五谷，辅之以医药，刚柔燥湿，各施诸用，神农之功也。因其厚生，迄于伤生，以悯以原，为之经问，教之以知惧，使各尽性命之道，则夫黄帝之功讵少矣哉。三圣炳著，尊祀肇唐。皇甫谧之论，合于医说，道不虚矣。为作乐章，俾歌以祀，表侯于无穷。侯名称德，字致远，官奉议大夫，明爽干饬，吏民畏而爱焉。是役也，州之官佐之，乡老皇甫简董役，讫成前门九楹，廊庑、斋序二十八楹，讲堂五楹，礼器备充，围缭丹垩，咸曰美哉。歌曰：

判鸿濛，精一中。八方圆，握以通。释圣作，逆不逢。神之游，云霓从。嗟彭殇，易恣纵。简差差，指厥踪。玄籥启，人乔松。煌煌大圣万世功。

天昭昭，日月星。变化周，纯粹精。木石土金荡至灵，飞走食物各受令。一曰屡苏，民乃修龄。览九州，云泠泠。是州秀淑守著能。牲具肥，酒齐馨。

日出作，晦晏息。宇厥故常，民用不极。何颠偾自伤，纵恣作慝。帝有忧，笔载籍。目视毫厘脉寸尺。智者惊，保厥德。云龙之辔杳无迹。祀靡斁，千万亿。

（昌国州）重建医学记

元 袁桷撰

（文见延祐《四明志》卷十四）

医之道，即乎人身以备三才，其说与《易》、《箕畴》、《诗》
《礼》相表里，亦大矣哉。盖昔之君师，聪明神圣，因夫五行以寓于五
常之形气，致坎离之用以合其阴阳，推其运行以齐夫寒暑，考九州风土
之宜，别温凉燥湿之高下，虫草鱼木，纤悉备具，非博习广闻者，不能
也。至于七情既发之偏，必求其中，以返于正，皆吾儒传心之极论。有
察于声气臭味之眇忽，考之于遗书，受之于家庭，积岁年不能以竟。而
掌政令者，从是稽其医事，以制廪禄，是则宁有夭阏疵疠之憾也哉？南
北地气有大不同，而为之医者，各执己论，近者急于好尚，而恣纵不能
商度，十失五六，诚可罪也。秦、汉之主，率望海求不死药，药讵能令
不死？盖其空岩绝岛，磅礴于巨浸之际，绝嚣尘，接云雾，灵根异草，
得地气之正，方外隐士时采其奇绝精良，以疗治，辄奇中而功倍，今所
谓海上方，皆其苗裔。而昔之集方论者，复搜类于蛟龙之窟穴。海于天
地间号最巨，焉得以有遗也。昌国为州，四履皆海，至元二十九年，
始立三皇祠，绵莚不称。韩侯至儒学既竟，复莅医学，曰：兹曷以奉揭
虔？广其故址而二倍之。泰定元年冬十月，正殿成。复立论堂，翼以东
西，前为仪门，外围神门，廊庑有序，祠像俨赫。首以圭租劝，民胥
成，不三月，咸乐以助。复遵诏旨为惠民药局。工既毕，书来，俾书其

事于石。桷尝谓疾痛苛痒，切于吾身者，犹民之身也。民困鱼盐，侯能纾之。儒病征科，侯能复之。既忧其生，又惧其罗于疾病，使夫习为医者，讲肄以精其术。故余历叙医家者流，其学实难，三圣之书，昭然具存，反复绅绎，皆得以完其生，是侯仁政之本，愈远而愈不可忘也。

慈溪医学记

元 翁传心撰

（文见至正《四明续志》卷八）

大哉，仁乎！仁者，天地生物之心，而人则得其心以生者也。自乎人纵其七情，溺于外欲，五事不知循轨，六气不能顺适，故劳形敝精，自罹夭阏。三皇有作，继天立极，而锡以五福，利用厚生，而导以中和。尝味草木，而济之医药。使之节性顺情，谨身慎疾，何莫非深仁之推荡洋溢也。先儒程子，谓医书以手足痿痹为不仁，又云切脉可以观仁，是以岐黄仓扁之术，或者以为有得于易、书、诗、礼之传焉。钦惟皇朝，以仁立国，肇建医学。岁祀三皇，从以四配，且依儒校设官，讲明教导。人之有疾，死生系焉，医不三世，差毫厘则谬千里。望闻切问，必深究乎师传之要；甘辛燥湿，必详察乎风土之宜。跻斯民于寿哉之中，而无札瘥疵疠之患者，惠至渥也。慈溪为四明属邑，至元戊子，教谕桂起予始买民居建学，因陋就简。延祐甲寅，邑长乌马儿鼎新礼殿、门庑，规模粗备，而门径迂隘弗称。至元后甲戌，浙东金宪文晦李公行部至县，亟命贸地辟经术，立棂星门，巍然改观。越六年，庚辰冬十月，宪使柳庄畅公按部至学，顾俎豆弗完，讲习无所，乃喟然曰："器不备则岁祀不能成，堂不构则肄业不能明，讵非先务之急乎？"于是邑长也里不花君，主簿李君汝干，典史张绍祖、金文信，捐俸创建讲堂，补铸祭器。既成，俾传心属文以记之。噫，仁者以天地万物为一体，痒疴疾痛，举切吾身，煦妪覆育，若保赤子生物之心也。宪使公以是心首建明之，而宪掾陈君礼梁实复赞之，邑长邑人又相与乐成之，于以崇国家秩祀之典，于以广皇元好生之德，仁人之言，其利溥哉。是不可以不记。凡庙屋祭器，新旧有数，遂胪列刻诸碑阴，期弗替也。公名笃，字曾伯，河南人。

翁传心，邑人，曾任慈溪县学教谕，长于诗。

重建阴阳医学并惠民药局记

明 周璇撰

（文见光绪《慈溪县志》卷二）

邑旧有医学，附于三皇庙，久圮不存。若阴阳学，则或兴或革，权僦民居为之无专所。惠民药局在平政桥南，夹廛市，隘狭不足容，官属无所于寓，涣如也。前后更几尹，迄置不问。齐安曾侯大显来宰邑，询众如状，叹曰："政有所当，先事有所不可已。阴阳掌司月令，诹吉凶以授民时。医则治汤药，济生活死以寿民，其系于治不细。朝廷既设官属，无居，曷以称上意？"因请于当道，即城隍庙东偏旷土，弥望树艺，不及蛇螈朋居，萋菅族聚，鞠为荒墟。遂命铲治而屋之，烦若干楹。其东为阴阳学，西为医学、惠民药局，又医学之属也，则副其左方，分列位置版筑，周缭界其中，以判彼此。启二门南出，使不相越，虽无隆堂奥室穿梁蠹栋，而高卑广狭黝垩藻饰举以度，檐宇轩整，柱础坚完，陶埴之混朴与木之材，率足以垂永久。其费之出，乃鬻故地获成锾，且约他用之烦，得其赢以佐之。役则取有词于官者人一日，故用不取诸民而足力，不役于众以烦发召。始工于正德辛未之春，不越月奄以就绪。阴阳训术周盛、医学训科林昌来告曰："百年废典，一朝兴创，不可无述，请树碑以文侯绩。"嗟乎！侯长才博识，以王官出宰，其于人所视为细故而屑为者，侯则牧之以勤。寅兴酉罢，燃烛待旦，率以为常。莅职仅半载，六事修举，细大毕办，民方安之，而铨部又上其名拟陟臯宪，行将去此而服大僚。民有不终其惠之忧，然侯德衣被不可忘也。庸多诸词，俾勒石以存甘棠之思。

周璇，生平不详。

抚院司道府为胖袄药材不许签
报铺商禁约碑

明崇祯间 佚名撰
（碑存天一阁"明州碑林"）

抚院司道府禁约

胖袄、药材商官造官解，实有五便，永不许佥报铺商。本府太爷张呈详院司道批允，勒石遵守，以作永规。

　　崇祯五年五月　日立

王征南墓志铭

清 黄宗羲撰
（文见《黄宗羲全集》第十册）

　　少林以拳勇名天下，然主于搏人，人亦得以乘之。有所谓内家者，以静制动，犯者应手即仆，故别少林为外家。盖起于宋之张三峰，三峰为武当丹士，徽宗召之，道梗不得进，夜梦玄帝授之拳法，厥明，以单丁杀贼百余。三峰之术，百年以后流传于陕西，而王宗为最著。温州陈州同从王宗受之，以此教其乡人，由是流传于温州。嘉靖间，张松溪为最著，松溪之徒三四人，而四明叶继美近泉为之魁，由是流传于四明。四明得近泉之传者，为吴昆山、周云泉、单思南、陈贞石、孙继槎，皆各有授受：昆山传李天目、徐岱岳，天目传余波仲、吴七郎、陈茂弘；云泉传卢绍岐；贞石传董扶舆、夏枝溪；继槎传柴玄明、姚石门、僧耳、僧尾。而思南之传，则为王征南。

　　思南从征关白，归老于家，以其术教授，然精微所在，则亦深自秘惜，掩关而理，学子皆不得见，征南从楼上穴板窥之，得梗概；思南子不肖，思南自伤身后莫之经纪。征南闻之，以银卮数器，奉为美榇之资，思南感其意，始尽以不传者传之。征南为人机警，得传之后，绝不露圭角，非遇甚困则不发。尝夜出侦事，为守兵所获，反接廊柱，数十人轰饮守之。征南拾碎磁偷割其缚，探怀中银，望空而掷，数十人方争攫，征南遂逸出。数十人追之，皆踣地匍匐不能起。行数里，迷道，田间守望者又以为贼也，聚众围之，征南所向，众无不受伤者。岁暮独行，遇营兵七八人挽之负重，征南苦辞求免，不听。征南至桥上，弃其负。营兵拔刀拟之，征南手格，而营兵自掷仆地，铿然刀堕，如是者数人。最后，取其刀投之井中，营兵索绠出刀，而征南之去远矣。凡搏人皆以其穴，死穴、晕穴、哑穴，一切如铜人图法。有恶少侮之者，为征南所击，其人数日不溺，踵门谢过，始得如故。牧童窃学其法以击伴侣，立死。征南视之曰："此晕穴也，不久当苏。"已而果然。征南任侠，尝为人报仇，然激于不平而后为之。有与征南久故者，致金以仇其弟。征南毅然绝之曰："此以禽兽待我也。"

征南名来咸，姓王氏，征南其字也。自奉化来鄞，祖宗周，父宰元，母陈氏。世居城东之车桥，至征南而徙同岙。少时隶卢海道若腾。海道较艺给粮，征南尝兼数人。直指行部，征南七矢破的，补临山把总。钱忠介公建钺，以中军统营事，屡立战功，授都督佥事、副总兵官。事败，犹与华兵部勾致岛人，药书往复。兵部受祸，仇首未悬，征南终身菜食，以明此志，识者哀之。

征南罢事家居，慕其才艺者，以为贫必易致，营将皆通殷懃，而征南漠然不顾，锄地担粪，若不知己之所长有易于求食者在也。一日过其故人，故人与营将同居，方延松江教师讲习武艺。教师倨坐弹三弦，视征南麻巾缊袍若无有。故人为言征南善拳法，教师斜眄之曰："若亦能此乎？"征南谢不敏。教师轩衣张眉曰："亦可小试之乎？"征南固谢不敏。教师以其畏己也，强之愈力，征南不得已而应，教师被跌。请复之，再跌而流血破面，教师乃下拜，赘以二缣。征南未尝读书，然与士大夫谈论，则蕴藉可喜，了不见其为粗人也。予尝与之入天童，僧山焰有膂力，四五人不能掣其手，稍近征南，则蹶然负痛。征南曰："今人以内家无可眩曜，于是以外家搀入之，此学行当衰矣。"因许叙其源流。忽忽九载，征南以哭子死。高辰四状其行求予志之。生于某年丁巳三月五日，卒于某年己酉二月九日，年五十三。娶孙氏。子二人，梦得，前一月殇。次祖德。以某月某日葬于同岙之阳。

铭曰：有技如斯，而不一施。终不鬻技，其志可悲。水浅山老，孤坟孰保。视此铭章，庶几有考。

黄宗羲（1610—1695年），字太冲，一字德冰，号南雷，别号梨洲老人、梨洲山人、蓝水渔人、鱼澄洞主、双瀑院长、古藏室史臣等，学者称梨洲先生，余姚人。学问极博，思想深邃，著作宏富，明末清初经学家、史学家、思想家、地理学家、天文历算学家、教育家。与顾炎武、王

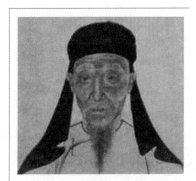

○黄宗羲

夫之并称明末清初三大思想家（或清初三大儒）；与弟黄宗炎、黄宗会号称浙东三黄；与顾炎武、方以智、王夫之、朱舜水并称为"清初五大师"，亦有"中国思想启蒙之父"之誉。

高旦中墓志铭

清 黄宗羲撰

（文见《黄宗羲全集》第十册）

　　启、祯间，甬上人伦之望，归于吾友陆文虎、万履安。文虎已亡，履安只轮孤翼，引后来之秀以自助，而得旦中。旦中有志读书，履安语以"读书之法，当取道姚江，子交姚江而后，知吾言之不诬耳"。姚江者，指余兄弟而言也。慈溪刘瑞当，亦言甬上有少年黑而髯者，近以长诗投赠，其人似可与语。己丑，余遇之履安座上。明年遂偕履安而来。当是时，旦中新弃场屋，彩饰字句，以竟陵为鸿宝，出而遇其乡先生长者，则又以余君房、屠长卿之瘿语告之。余乃与之言："读书当从六经，而后史、汉，而后韩、欧诸大家。浸灌之久，由是而发为诗文，始为正路。舍是则旁蹊曲径矣。有明之得其路者，潜溪、正学以下，昆陵、晋江、玉峰，盖不满十人耳。文虽小伎，必由道而后至。昆陵非闻阳明之学，晋江非闻虚斋之学，玉峰非闻庄渠之学，则亦莫之能工也。"旦中锐甚，闻余之言，即遍求其书而读之。汲深解惑，尽改其纨绔余习，衣大布之衣，欲傲岸颓俗。与之久故者，皆见而骇焉。

　　余自丧乱以来，江湖之音尘不属。未几，瑞当、履安相继物故。旦中复然出于震荡残缺之后，与之惊离吊往，一泄吾心之所甚痛，盖得之而甚喜。自甬上抵余舍，往来皆候潮汐。疾风暴雨，泥深夜黑，旦中不以为苦，一岁常三四至。一日，病蹶不知人，久之而苏。谓吾魂魄栖迟成山车厩之间，大约入黄竹浦路也。黄竹浦，余之所居。其疾病瞑眩，犹不置之，旦中之于余如此。

旦中家世以医名，梅孤先生《针灸聚英》，志斋先生《灵枢摘注》，皆为医家轨范。旦中又从赵养葵得其指要，每谈医药，非肆人之为方书者比，余亟称之。庚子，遂以其医行世。时陆丽京避身为医人已十年，吴中谓之陆讲山，谒病者如市。旦中出，而讲山之门骤衰，盖旦中既有授受，又工揣测人情于容动色理之间，巧发奇中，亦未必纯以其术也。所至之处，蜗争蚁附，千里拏舟，逾月而不能得其一诊。孝子慈父，苟能致旦中，便为心力毕尽，含旦中之药而死，亦安之若命矣。嗟乎！旦中何不幸而有此，一时簧鼓，医学为之一闚。《医贯》、《类经》，家有其书，皆旦中之所变也。

旦中医道既广，其为人也过多，其自为也过少。虽读书之志未忘，欲俟草堂资具，而后可以并当一路。近岁观其里中志士蔚起，横经讲道，文章之事，将有所寄。旦中惕然，谓吾交姚江二十余年，姑息半途，将以桑榆之影，收其末照，岂意诸君先我绝尘耶！傍惶慨叹，不能自已。而君病矣，是可哀也。旦中美髯玉立，议论倾动，虽复流品分途，而能缱绻齐契，三吴翕然以风概相与。其过金阊，徐昭法必招之入山，信宿话言。蠡城刘伯绳，少所容接，每遇旦中，不惜披布胸怀。旦中亦以此两人自重。所过之地，喜拾清流佚事，不啻珠玉，盖履安之余教也。少喜任侠，五君子之祸，连其内子，旦中走各家告之，劝以自裁。华夫人曰："诺，请得褒衣，以见先夫于地下。"旦中即以其内子之服应之，殡殓如礼。家势中落，药囊所入，有余亦缘手散尽，故比死而悬磬也。

旦中姓高氏，讳斗魁，别号鼓峰，韩国武烈王琼之后。建炎南渡，王之五世孙修职郎世殖，自汴徙鄞，始为鄞人。修职生元之，字端叔，学者称万竹先生，楼宣献公钥志其墓。万竹之四世孙明善，洪武初亦以隐德称安敬先生。安敬之四世孙士，有文名，尝摘注《灵枢》，称志斋先生，赠刑部山东司郎中，旦中之曾祖也。祖萃，万历甲戌进士，知广东肇庆府，赠右副都御史。父矍，光禄寺署臣，致仕，封右副都御史。母黄氏，赠太淑人。旦中则马氏孺人所生也。光禄五子，长斗枢，崇祯戊辰进士，巡抚陕西右副都御史。旦中行在第三，娶朱氏，生子五人，字靖、字厚、字丰、字𪫾、字调，侧室赵氏，生子二人，字祝、字胥。女三人，孙男几人。去年十月，旦中疾亟，余过问之。旦中自述梦至一院落，锁镭甚严，有童子告曰："邢和璞丹室也，去此四十七年，今将返矣。某适四十有七，非前定乎？"卧室暗甚，旦中烧烛自照曰："先生其视我，平时音容，尽于此日，先生以笔力留之，先生之惠也。"余曰："虽然，从此以往，待子四十七年而后落笔，未为晚也。"明年过哭旦中，其兄辰四出其绝笔，有"明月冈头人不见，青松树下影相亲"之句，余改"不见"为"共见"。夫可没者形也，不可灭者神也，形寄松下，神留明月，神不可见，则堕鬼趣矣，旦中其尚闻之。辰四理其垂殁之言以请铭，余不得辞。生于某年癸亥九月二十五日，卒于某年庚戌五月十六日，以其年十一月十一日，葬于乌石山。

铭曰：吾语旦中，佐王之学；发明大体，击去疵驳。小试方书，亦足表襮；淳于件系，旦溪累牍。始愿何如，而方伎踸踔；草堂未成，鼓峰矗矗。日短心长，身名就剥；千秋万世，恃此幽断。

重建药皇庙碑

清 色朝撰

（碑存开明街药皇殿原址，文见宁波出版社2009年版
章国庆、裘燕萍编著《甬城现存历代碑碣志》第61页）

天下所贵于祀者，岂特创之非易欤？抑亦难于继也。其人其功其德可祀，后之人不能超而继之，如张北虞祀阴阳寒暑之神创于齐，而□废□□□□□帝于丹墟，三传无继祀者。明成祖建夏禹庙于越所祀之，至宪宗时，故址无觅处。此其人□其德利□民用，厥功溥矣。创之有人，而继之无人□□□□史皆不载，祀典缺之，职是故也。

吾宁之药王庙二，出处不一其说。考之《神圣宗略》，列山氏履太原，岐伯、雷公从，尝草吮木，名曰药，李繁山□云□□□，□草从木，调寒暑，剂阴阳，宜水宜火，寿人世，而祀典宜崇者也。宋绍熙二年间，郯大疫，时陈令建药神庙于城东十里许，地师洪乔相东西方紫□生气□告竣，越八年废，今庙故址无考。事载《灯堂补录》。一建城西七里许，轶其姓氏。后宋庆元五年，进士施公端重修，是年十一月遂毁于火。嗟嗟！烟荒草蔓□□台。所谓创之有人。而继之无人也。岂不然哉。

我朝建制，其人圣者则祀之，其德足以觉民者则祀之，其生有功于民者则祀之。康熙四十七年间，前刺史陈公讳一夔及商士曹天锡、屠孝澄等捐资赡田，冲虚观左偏，建祀于玄坛殿后。雍正辛亥五月阳夕，

又毁于火，圣祀几几乎无继矣。越一年，前侯曹公讳秉仁有志维新，又得商人曹奇锡等悉心□费，共力肩成，九载厥功始竣，复捐田六亩五分，东首园一方，以永祀事。邑傅令具文申详奖谕。予固乐众志之克成，而深幸继之者之有人也。且鄞之祀典，其功于调燮阴阳、寒暑、水火，俾利于无穷者，自汉以来十有余□指不胜屈。而有其创之，莫或继之，非世之乐苟简也，后人见闻所不及传，其名无以览，其迹不得无废，其势使然哉。今得邑令之贤，商民之乐善，美哉轮奂。中宫立圣像，西廊仍奉玄坛。堂阶秩秩。瞻拜者共羡创之有人，不致慨于继之无其人也。夫修废举随（坠），守土责也。因商民请，搦管而乐为之记。

中宪大夫、知宁波府事，纪录八次色朝撰文

奉政大夫、宁波府同知，纪录三次戴纶

承德郎、宁波府通判，纪录二次周之瑛

承德郎、知鄞县事，纪录五次傅柟

文林郎、宁波府学教授兼摄训导事沈迈黄篆额

计开：

捐田六亩五分，号叚：发字一千八百五十七号，僧田二亩七分；殷字一千一百九十七号，民田一亩；殷字三千三百号，民田（下缺）

水祝会置店屋一间，系绅字号盖地七厘六毫，坐落百岁坊。又，东首园地一片，系日字号，量计一亩。

宁郡众药商、众药行、补药铺、□□□、人参铺、冬药铺□□

大清乾隆六年岁次辛酉六月　日

首事曹天锡　叶君明（下缺）住僧慧晓仝立

（碑拓照片见《甬城现存历代碑碣志》第63页）

色朝，正黄旗人，中宪大夫，乾隆元年十一月至乾隆六年十月任宁波知府。1995年中华书局《宁波市志》作"色超"。

药皇圣殿增置田地碑记

清 潘永恂立

（碑存开明街药皇殿原址，文见宁波出版社2009年版
章国庆、裘燕萍编著《甬城现存历代碑碣志》第71页）

且自我宁郡之有神农药皇圣帝殿也，由来尚矣。其间创造之原，与夫废兴之故，前董事曹君天锡等于乾隆六年请诸前郡守色公、暨邑侯傅公，已详载巅末，勒之贞瑉，竖于庙仪门之东。迄今无□□剥蚀，其文尚班班足征，不复赘述。

缘自乾隆二十年间，曹君以年迈不克肩事，辞。谬□诸□子见推，予乃经理其事，然惴惴焉惟以不能胜任为惧，幸诸君乐输，循例公捐月资，除前□碑载殿、发两号田六亩五分外，俾得铢积寸累，复置田九亩二分，庙东园地二亩五分，屋□间。嗣是，每岁租息所入，足以赡住僧而奉香火。则踵其事者，尚得恢其绪，庶不至贻蜜负□羞为幸耳。再甬东浮桥北首，系我众商起运客货要地，有县蠧抹案朦详，希图筑造，经恂等呈控前道宪藩，蒙檄行到府，永远禁止占造。今恂等勒石，随立捐醵金，于乾隆三十□年八月建碑于芥子庵前。因并志之，以垂不朽云。

计开：

一、 置面字号湖田叁亩

仝号湖田叁亩叁分

仝号湖田壹亩捌分

仝号湖田壹亩壹分

土明西任笆后田，系任士章出

以上共田玖亩贰分，坐落西乡牛车桥

一、 置日字号基地，量计壹分零，系周镛出

一、 置日字号基地，量计叁分零，系徐玉志出

一、 置日字号基地，量计陆分零。系徐玉志出

一、 置日字号基地量计捌分零，系徐世德出

一、 置日字号基地贰分零，系周朝宗出

一、 置日字号基地贰分零，系鲁大贵出

一、 置日字号基地叁分零，系周承□出

以上共地贰亩伍分正

一、 置五架平屋叁间，系日字号，量计盖地叁分，东至周姓屋，南至官街，西至庙行衕，北至庙园地（下缺）

乾隆三十六年岁次辛卯仲春月 日

首事慈水潘永恂立

（碑拓照片见《甬城现存历代碑碣志》第73页）

潘永恂，慈溪人。

药皇殿崇农会祀田永远碑记

清 鄞慈会友立

（碑存开明街药皇殿原址，文见宁波出版社2009年版
章国庆、裘燕萍编著《甬城现存历代碑碣志》第74页）

　　盖闻，五千道德不说飞升，六一金丹由来多误。仙椹灵瓜，孰识长生之药？壶公桂父，徒高元渺之言。纵天上不乏神仙，而人间未沾利泽。斯无与社坊之典，不关禋祀之文耳。恭惟神农药皇圣帝，利兴耒耜，粒我蒸民，水火传赤松之术，道可卫身；太乙炼金液之精，功还及物。是则女娲补缺以来，别□造化，后稷教民之始，早启神奇者矣。虽明神陟降，何须祈祷频烦，而至德馨香，自尔咏歌靡已。于是彼曰：助予此呼，将伯踊跃而从。人有报功之意，锱铢是积，共欣昭祀之垂。

　　盖我二十人者，昔尝创立一会，号曰"崇庆"。每于四月廿七圣诞之前一日，荐牲告祀，演剧酬神，始于岁之癸酉，今二十载矣，奉行不怠，诚哉！日起有功而与时俱迁，或者权□□，暨用是于癸巳年，置田四十八亩有奇。为立碑而存盟在原始，而要终萍藻可登操券，则继承勿替，筐筥无歉，□□而俎豆常新。试看乐意输诚，何啻井田之九。自此歌功颂德，还吹幽雅之三商。诸同志可为久大之规模，永禁□□，勿作二三之更革。倘倚势而营造霸占，或嗜利而易换私售，律有明条，公同鸣究。谨勒石以垂铭，幸观感而致□□。

　　今将祀田坵段、亩分、字号开列于后：

大字九百九十六号民田一丘，古老二亩，量计二亩七分，土名丁字坵；

五字一千八百二十五号民田一丘，古老五亩，量计六亩五分，土名车头高五亩；

五字一千七百五十七号民田一丘，古老一亩五分，量计一亩五分四厘二毛，土名上亩半；

五字五百六十四号民田一丘，古老二亩，量计二亩五分七厘三毛，土名油车砧；

五字五百六十五号民田一丘，量计六分六厘，共古老一亩五分，土名方家漕；

五字五百六十九号民田一丘，量计一亩四分三厘一毛四丝；

五字九百三十七号民田一丘，古老四亩，量计六亩八分三厘五毛，土名长四亩；

五字九百二十五号民田一丘，量计二亩四分七毛七忽，土名糖饼山；

五字九百三十三号民田一丘，量计三亩一分三厘八毛（土名糖饼山）；

（以上第一列）

五字九百五十三号民田一丘，古老二亩，量计二亩四分九厘八毛，土名横河；

五字四百三十号道田一丘，古老三亩，量计四亩一分一厘，土名峻岭；

五字四百三十二号民田一丘，古老二亩，量计二亩九分三厘九毛七丝六忽，土名高二亩；

五字五百零九号民田一丘，古老一亩，量计一亩四分土名大灯盏；

五字四百二十二号民田一丘，古老二亩，量计一亩二分八厘，土名车头丘；

五字一千六百二十四号民田一丘，古老二亩，量计二亩四分八毛四丝，土名坟后二亩；

五字一千六百六十三号民田一丘，古老二亩，量计二亩四分四厘四丝三忽，土名坟漕；

五字一千七百四十七号民田一丘，古老一亩一角，量计一亩六分五厘七毛六丝，土名大一亩田掘。

以上共田四十七丘，坐落二十一都三图桃江地方，统共量计田四十八亩五分二厘一毛五丝六忽。

（以上第二列）

乾隆三十九年清和阅中浣谷旦

鄞慈会友公立

（碑拓照片见《甬城现存历代碑碣志》第76页）

○药皇殿崇农会
祀田永远碑

药皇殿祀碑

清 众商立撰

（碑存开明街药皇殿原址，文见宁波出版社2009年版
章国庆、裘燕萍编著《甬城现存历代碑碣志》第100页）

甬江航海通衢，货殖都会。商皆设有会馆，以扼其宗，则纲举而目张。兹药皇圣帝吾药材众商之会馆也。溯厥缔造之始，由康熙

四十七年戊子，前太守陈公讳一夔暨商士曹君天锡、屠君孝澄等捐资赡田，割冲虚观左偏，建祀于元坛殿后，规模始基。越雍正九年辛亥，毁于火，瓦砾为虚。太守曹公讳秉仁，暨曹君天锡、奇锡等规旧图新，九载告竣。鄞邑侯傅公讳楠，具文申详于乾隆六年辛酉，勒石以纪其事，竖于庙仪门之西。乾隆二十年乙亥，曹君天锡耄而倦勤，潘君永恂接任仔肩，铢积寸累，增置田地、房屋，收息崇祀。其时甬东浮桥北首，系我众商起运客货要地，有县蠹抹案朦详，希图占筑。呈蒙前道宪藩檄府永远禁止，勒石建碑于芥子庵前，以杜其弊。乾隆三十六年辛卯，复立碑以纪其事，亦竖于庙仪门之西。次年壬辰，潘君逝世，县于责成冯君静方董事，益思扩而大之，光前人之垂绪。乃天不永年，未遂观成之愿。弟君行可，仰承兄志，经任士有余载，事无巨细，一秉公忠，措置生息数倍于前，酌定条款章程，历历可为后世法。至乾隆五十年乙巳，邀集同事，拱手息肩，尤谆谆以拓地增建之任，望继起之有人。金曰："公务劳久，不敢乞留矣，所望于继起者，舍嗣君尚履而谁哉？"询谋金同，公无以应。维时尚履命不获辞，益思善继其志，善述其事。经营惟有历年，度地庀材，仍旧制而扩新模，端庄宏敞，壮百世之观瞻，绵千秋之俎豆，功甚伟也。惟是四园行屋店房等项，增其式廓，较之前碑所载不啻倍蓰。世远年湮之后，或恐数典而忘，即如殿之左侧置有房屋，已历四十余载，嘉庆乙丑，陡被无耻奸徒煽惑，同商后裔捏伪生事。幸有碑墓可稽，呈官而讼始解。夫乃叹继继绳绳，克守遗绪，端有赖于前人之昭示者，岂浅鲜哉！爰是再建碑碣，将前后所置田地、字号、亩分，统志于左。而前则有曹君、潘君一再创造，增美释回，后则冯氏两世兄弟、二难父子济美，自宜汇叙颠末，昭兹来许，以示不忘云。

前首事置日字号八则，共量计盖地贰亩捌分。

今置日字号量计盖地贰分叁厘贰毫五丝，坐落东北壹图，殿东店房。

月字号量计盖地贰分肆厘，坐落东北壹图，照墙基。

天字号量计盖地壹分贰厘，坐落东南壹图车桥上。

辰字号量计盖地壹分，坐落东北肆图东渡门内。

冈字号量计盖民地叁分，坐落甬东壹图，滨江庙南。

冈字号量计盖民地壹分叁厘，坐落甬东壹图，天后宫前。

冈字号量计盖民地叁分，坐落甬东壹溪浦桥北。

帝字念玖号量计水灶田壹亩叁分肆厘捌毫，坐落叁都图，土名桥头拾。

帝字拾号量计民田肆亩玖分壹厘，坐落叁都柒啚，土名大苗田。

帝字柒拾壹号量计民田伍亩陆分贰厘，坐落叁都柒图，土名王家肆。

帝字柒拾玖号量计水灶田肆亩玖分叁厘九毫，坐落叁都柒啚，土名大尖斜。

帝字捌拾号量计水灶田壹亩肆分，坐落叁都柒啚，土名陆亩。

龙字伯陆叁号量计民田肆亩零贰厘陆毫伍丝，坐落叁都叁图，土名笺材。

六则量计共田念贰亩贰分肆厘叁毫伍丝。

嘉庆十二年黄钟月长至日

众商公立

（碑拓照片见《甬城现存历代碑碣志》第102页）

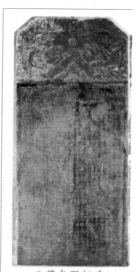
○药皇殿祀碑

镇海公善堂记

清 宗源瀚撰

（文见民国《镇海县志》卷十二）

　　余自光绪戊寅莅任四明，见是邦人士颇多乐善好施，蛟川则有创建九峰书院、振文书院、育婴堂诸善举，余甚嘉之。今岁庚辰春，蛟川举人陈继聪等又以公善堂构屋已成，刻征信录，求余为记，刊石立碑，以垂永久。余忝守是邦，敢不成诸君子之美意而以一言相勖乎？

　　夫公善堂者，为贫民疾病无医药、读书不能从师及童孩种牛痘而设也。其施惠固甚溥，然而务其名尤当谋其实。延师来堂，届期果风雨必至否？视病者呻吟痛苦如己否？又能诊脉无误、望闻详审、对症发药否？此则医师之必须得任也。病又需药买诸市肆暨堂中自备者，果无伪否？所藏又燥湿不失其宜否？牛痘之种传授，果出自名师否？其人有保赤之诚否？则又在董事者留心访察、事必认真也。若夫义塾之师，首贵品行端谨，自朝至暮，专心训徒，务使聪慧者熟读经书，他日可望科名。愚鲁者亦多识字，获益终身。更须随时教以孝弟辞让之道，童子天真未凿，为善最易，塾师念彼者皆贫家儿，诲之不倦，即是真阴德。否则倘存厌弃之念，启迪不勤，虚靡馆谷。必宜别择良师，庶几不误童蒙。凡此皆所以实事求是也。

　　抑余又闻公堂田产不多，所捐又属有限，今虽屋宇粗完，其岁息尚未丰，势将何以历百年而废？夫是堂之未建，创始固属甚难，而是堂之既成，善后更为不易，全在董事者竭其心力，日夜图之。或出己财，或劝富民，增产于堂，严立规条，俾后人可守之而坠，则泽被无穷，功德更大。语云为善必获报，余且为诸君子卜子孙之昌炽矣。是为记。

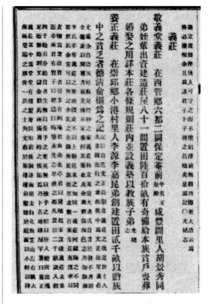

○民国《镇海县志》书影

宗源瀚（1834—1897年），字湘文，江苏上元（今南京）人。光绪四年（1878年）三月至光绪九年八月任宁波知府，任上有创建"辨志精舍"（今宁波二中之前身）等政绩。后官浙江温处兵备道。好金石书画，收藏甚富，著有《颐情馆诗钞》等。

镇海公善医院记

民国 郑孝胥撰

（文见民国《镇海县新志备稿》卷下）

人类生存之大端，亦曰合群以防害而已。不能独举者，则众其力以举之。众力以举之，则疾苦无告者，皆得自托于群以存。西方之国，莫不重医，盖非徒以治疾也。乃至立法行政，必依于医术以御患于无形。中国民事之弛，至今而极。民之死亡疾痛，熟视无睹者，久矣。于是传教所至，先立医院，人既而赖之因以推行其教。数十来年，举国之贫而谒医者，必诣教会所立之医院，卒未闻有自立医院济贫者。噫！群学之不兴，其何以为国耶？镇海有公善堂者，其始集资为施医施药施米施衣之举。久之渐不给，乃独施医药。乙卯春，不戒于火。邑人樊君时勋等遂集好善者，议改公善堂为公善医院，询谋金同输，江甚盛。未几，医院告成，天下之事果切于民用者，有共举之莫敢废也，镇海之士可谓知所先务矣。创始者常难，守成者常易。吾知后之君子，推广医术，施于有政，必不安于守成。其有加无已之心，转以创始而简，而亟图所以日进者，将不让于教会医院之专美。国中群学之兴，以此卜之，可也。

郑孝胥（1860—1938年），福建闽侯人。清光绪八年（1882

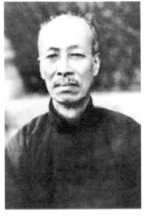

○郑孝胥　　　　　　　○民国《镇海县新志备稿》

年）举人，曾历任广西边防大臣，安徽、广东按察使，湖南布政使等。辛亥革命后以遗老自居。1932年任伪满州国总理兼文教部总长等。1935年下台。书法工楷、隶，尤善楷书。为诗坛"同光体"倡导者之一。

镇海公善医院记

民国 向道深撰

（文见民国《镇海县新志备稿》卷下）

院初名公善堂，为前辈顾公在田、吾师沈公履斋与复社诸公创设，堂于阜成坊东南隅，延邑之精于医而勇于养者，施以医药，昔之贫病无聊呼吁不闻者，至此有更生之庆。复以穷苦子弟无力读书，礼聘耆儒以教育之。更有无告之民何以卒岁者，衣之食之。其时深游学甬上，闻乡先生之善愿宏量，为之景仰久之。不二十年，老成凋谢，幸张君懋炽维持其间，卒以独立寡助，几乎中辍。虽施医施药一如恒时，而其他阙焉。乙卯夏，不戒于火，悉付一炬。周君葆昌语深曰，盛君，竹书乡之善士也。盍商诸爰语盛君？曰，困勉东西两校，已成效卓著。贫苦子弟不患无读书处。他如借钱局以及年终散米无告之民，亦得以稍资存活。乡之人乐善不倦，皆君为之导。公善堂毁，其可缓乎？盛君曰诺。闻之樊公时勋，愿以三百金倡之，复约戚友，量力伙助，不数月而集三千余金，商业诸君子年捐月捐仍乐输不已，得于堂之旧址建楼五楹，中为堂，左右四楹为医室，专事医药，因更名曰公善医院，名副其实也。虽然犹未也，医院之设有医药研究室，有男女养病室，有眷属侍病住宿处，有藏书室、阅报所、游戏场，凡关于病人调养种种所需，阙一不可，此特医院之初基耳。抑吾闻之溪上保黎医院，创办有年，设置完备，前事可师，借鉴不远。愿盛君与诸父老兄弟更进一筹，以达完善之义，则功德尤无量已。深虽不德，愿随其后以贡一得之愚，诸父老兄弟倘许我乎？丁巳仲春月。

向道深，镇海人。

故清县学附贡生范君墓志铭

民国 张原炜撰

（文见《鄮湖沧桑集士港》
墓葬、碑刻、诗文编，宁波出版社2011年版）

同县张原炜撰文

慈溪钱　罕书丹

同县赵时楣篆盖

君讳赓治，字文虎，晚年自署息渊。鄞范氏先世居襄阳邓城，当宋宣和间，有讳宗尹者，官观文殿大学士，随高宗驻跸临安，其子公麟赘魏丞相杞女弟，遂家于鄞，是为范氏迁鄞之祖。曾祖懋忠，祖上庠，考邦周君，自少超悟善读书，弱冠成县学生员，尝试于乡矣。一不售，即弃所业以去，去则遁而之医。

先是，邦周府君习医家言，尝以皇古圣哲诸方书及所获睹秘笈授君，君少承庭诰，日月濡渐，既辍读，治医学益劬瘁，研今古，辅以心解，久之，遂通其故。

其为医不主一家言，尤不喜袭时下陋习。与人切脉，若疏阔无所事事，及处方，君佐分齐，精析剖毫黍，诸言医者望之，率敛手，谢弗逮。衡决人生死，多奇验，尝言某某必弗活，某某疾虽剧，亡虑也，已而果然。人有要致者、虑病者，或闻知，每多讳言，闻君质直无少隐，意不能无鞅鞅，卒乃服君先见也。资性通敏，机应如流，耳听手治，齐时并营，恢恢若有余。

自医名噪于市，远近求疗治者四面至，生徒诣门下问益，无虑数十百人。日黎明兴堂，皇据高案，令诸生徒背诵所习书，琅琅满室中。于时病者方环集君侧，为之处方，问寒耶热耶，诸生徒伺君冗，背诵或脱漏一二字，君则从其后扑之，且扑且詈。詈已，即又为处方。如是者以为常，其精力过绝人如此。

君起自寒畯，既粥医，岁所入倍恒。医顾未尝计封殖，平居务周人之急，尤贫乏者拯之尤备，至为人要。招视其家壁立，即却酬径出门去。亲好有求贷者，值君穷空，则探囊频蹙，约以明日来，明日其人来，倾一日中所获饮之。以是粥医数十年，家无余赀。雅好蒐集古金石书画，间亦为诗，诗多称性之言，不事镌绳，往往有独到语。与慈溪冯君木并交至欢，每出所作示冯君，冯君谓君一生沉浸情好中，非独于诗已也。医稿什九随弃去，殁后子禾哀其存者为十二卷藏之，颜曰澄清堂遗稿。

以丙子七月二十七日卒于家，春秋六十有七，配氏陈氏，王子二禾，令女二君。既卒之，三年，禾葬君县西芙蓉山之麓，先期来乞铭。

铭曰：桃源之水，西山之阳。山苍苍，水泱泱，有狂生者，于是焉藏，后有过者，保兹封树毋毁伤。

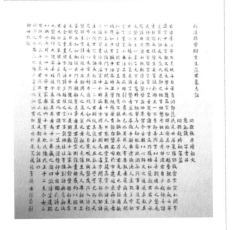

○钱罕书范文虎墓志铭原件书影

张原炜（1880—1950年），字于相，号悦庭、莳里老人，鄞县人。光绪二十八年举人。熟读经史，尤精《史记》，曾评点《史记》和《五代史》。1903年后，执教宁波府中学堂（即今宁波一中）、甲种学堂（今宁波商校）、钱一学堂、斐迪学校近20年，时称甬上名儒，童第德、杨菊庭等均为其弟子。1907年后历任宁波教育会干事、鄞县教育会副会长、浙江省议会议员、宁波市政府文书课长、《鄞县通志》文献志主笔等。1930年后至南京津浦铁路局、上海中国通商银行工作。抗战爆发后回甬隐居，直到终老。著有《莳里剩稿》4卷。阿育王寺等尚保存其所书楹联。

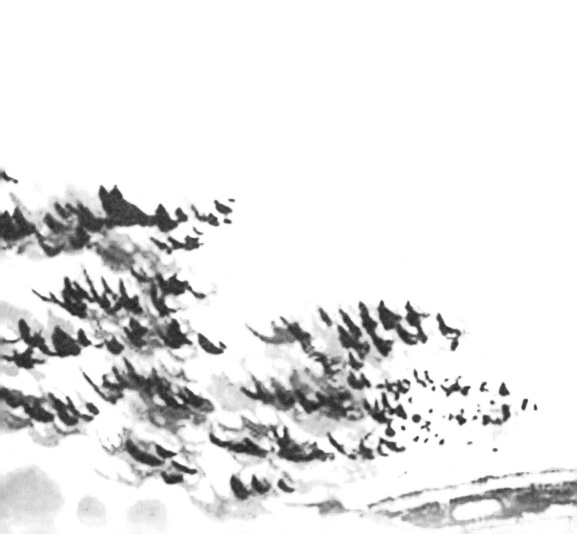

NINGBO
ZHONGYIYAOWENHUAZHI

第五章 宁波市各中医院简介

第一节　宁波市中医院

　　宁波市中医院位于宁波市海曙区丽园北路819号。创建于1977年，由"宁波市中医门诊所"改建而成。集聚了钟一棠、张沛虬、宋世焱、刘中柱、徐文达等名医，钟氏和范氏内科、陆氏伤科、宋氏妇科、严氏外科、董氏儿科、蛇伤科等，在浙东一带均享有盛誉。

　　建院至今，坚持以人为本，实施科教兴院，精心打造特色科室，全力培育中医人才，在继承发扬中与时俱进，探索创新。如今已发展成为一所中医药特色明显，中西医结合治疗优势突出，服务功能齐全，集医、教、研于一体的三级乙等综合性中医院。同时，也是浙江中医药大学附属医院，国家中医药管理局、国家发改委重点建设中医院。宁波市中医药研究所和宁波市中医药学会设在本院，为全市中医临床技术指导中心。

　　医院交通便捷，环境怡人，设施齐全，全院占地面积108亩，总建筑面积6.8万平方米，设床位600张，住院楼高15层，机动车停车泊位525个。开设临床科室30个，专病专科门诊44个。设院本部及江东两个

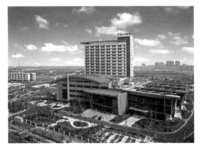
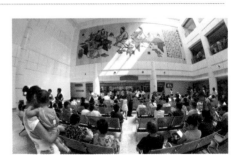

○宁波市中医院

门诊部，2010年门诊量达853134人次。中医中药治疗手段在门诊和病房均超过90%以上。医院现拥有高级职称卫技人员近100名，硕士以上研究生63名，拥有全国老中医药专家学术经验继承工作指导老师5名，享受国务院特殊津贴专家5人，浙江省名中医8名，宁波市名中医5名，浙江中医药大学硕士生导师5名，全国优秀中医人才2名，宁波市"4321"人才工程人选4名，浙江省中青年名中医1名。拥有一支以全国、省名中医和中青年专家为学科带头人的中医、西医和中西医结合专业技术队伍，有较强的中西医疑难病诊治和危重病应急救护能力。

现装备有核磁共振、16排CT、数字减影血管造影系统（DSA）、数字成像系统（CR）、全景X射线机、彩色多普勒超声仪、全自动生化分析仪、全自动免疫发光仪、流式细胞分析仪、超声内镜、电子分光染色内镜、电子支气管镜、等离子宫腔电切镜等一大批先进诊疗仪器，总价值达七千余万元。

医院内涵建设不断取得成效，综合功能日臻完善，一批重点学科迅速崛起，列入国家中医药管理局重点专科（专病）建设项目的有：糖尿病专科；浙江省中医药重点学科建设项目有：中医肿瘤学、男性病、针灸推拿、糖尿病；市级重点建设学科有：中西医结合妇科、中医儿科、中西医结合胃肠专科、中医蛇伤专科。还有保持中医特色的内科、乳腺病科、皮肤科；有创新立意的保胎病房；另有急诊科、普外科、肛肠科、耳鼻喉科、口腔科、理疗科等临床科室。积极引进普外、脑外、急诊、ICU等西医人才，加大外科、骨伤科、急诊、TCU、手术室建设力度，承担起宁波城西市民急危重病人的救治任务。医院开展24小时急诊服务，是宁波市120急救中心分站，实行院前急救、院内急救和重症监护一体化的运作模式，拥有重症医学科（ICU）及中心手术室。

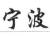
医院坚持临床与科研、教育相结合，以科研促进医院的发展。先后有40余项科研课题列入各级科研计划。通过鉴定、验收18项，获省市级科技成果进步奖12项。先后在全国、省级发表及交流学术论文1500余篇，出版专著18部。对外交流日益扩大，欧美、日本、东南亚等外国学者专家及友人相继来院访问求学就医，外派专家到欧美及东南亚国家进行学术交流，促进中医药走向世界，饮誉海内外。

医院通过开展"医疗服务规范化达标竞赛"、"优质护理服务"，积极创建"工人先锋号"、"巾帼文明岗"、"青年文明号"，强化示范引导作用。进行住院病人满意率电话回访，加强信访工作建设，把病人的投诉和建议作为信访工作的第一信号，提高职工服务意识，优化医院服务氛围，良好地促进了医院各项工作的全面完成。

2003年医院获市文明单位称号，2010年获省文明单位、和谐单位及宁波市"平安医院"、宁波市卫生系统安全生产先进单位称号。

第二节　宁波市海曙区中医医院

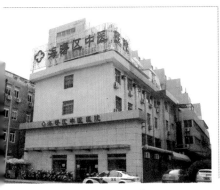

○宁波市海曙区中医医院

宁波市海曙区中医医院坐落于宁波市区最繁华的商业中心、开明街415号。成立于2000年12月，前身是创建于1957年的苍水卫生院，是一家具有悠久历史，中医药优势突出的基层综合性区级中医院。医院占地面积2500平方米，内设中医儿科、中医内科、中草药肝科、中西医结合妇科、针灸推拿科、中医骨伤科及西医内科、外科、口腔科、五官科等20余个临床科室。医院现有卫技人员100余名，拥有中高级职称人员32名，其中浙江省基层名中医1名，海曙区名医1名。

中医儿科是医院的龙头科室，拥有12位临床医师，其中副主任医师6名，运用传统的针挑手法和药物敷贴疗法，结合中医药治疗儿童常见病、多发病及疑难杂症，深受广大患者欢迎，在省市范围内独树一帜。中医儿科是在苍水儿科的基础上发展壮大的。

医院始终坚持"以病人为中心，以质量为核心"的办院宗旨，不断提高医疗技术水平，拓宽服务领域，尽力为病人提供优质、高效、便捷、廉价的医疗卫生服务，让病人放心，让人民满意。

第三节　宁波市江东区中医医院

（江东区百丈东郊街道社区卫生服务中心）

江东区中医医院（江东区百丈东郊街道社区卫生服务中心）是以中医药为特色同时又承担社区卫生的服务功能，实行一套班子、二块牌子的管理模式的区级中医医院。系"国家中医药管理局中医药适宜技术上海岳阳医院培训基地宁波站"、"宁波市中医药学会中医三进技术指导中心"挂牌单位，是国家级中医药示范区创建单位，浙江省示范化社区卫

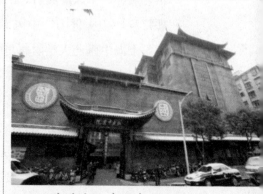

○宁波市江东区中医医院

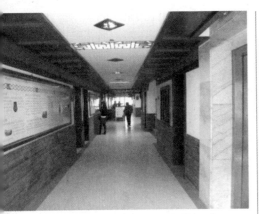

○宁波市江东区中医医院内景

生服务中心。

江东区中医医院（百丈东郊街道社区卫生服务中心）的前身是宁波市中医师联合诊所，成立于1952年。此后分别更名为江东区镇安卫生所、镇安卫生院、江东区中心卫生院、江东眼科医院（百丈街道社区卫生服务中心）等。2009年7月，上级主管部门对江东区医疗卫生资源进行重新整合，其中江东眼科医院迁院另建，百丈街道社区卫生服务中心和江东眼科医院进行剥离，同时东郊街道社区卫生服务中心与百丈街道社区卫生服务中心实行合并运行，并在此基础上于2010年12月16日正式挂牌成立江东区中医医院。

江东区中医医院（百丈东郊街道社区卫生服务中心）以中医药服务为其主要亮点，体现了中医科室较为齐全、中医药队伍较为完整的鲜明特色。医院开设的中医临床科室主要有：中医内科、中医骨伤科、中医肾病科、中医皮肤科、中医肿瘤科、中医针灸科、中医推拿科、康复理疗科、中医针刀、中医专家门诊、名中医诊室、中医治未病工作室等。上海中医药大学附属岳阳中西医结合医院、宁波市中医药学会等名老中医定期来院主持专家专科专病门诊。医院还在辖区的划船、朱雀、中山、七塔等社区卫生服务站开设中医科，同时提供中药饮片、中医针灸、中医推拿等服务项目，受到社区群众的欢迎。

江东区中医医院（百丈东郊街道社区卫生服务中心）开设的其他公卫、临床及辅助科室主要有：防保科、妇保科、儿童保健科、全科门诊、内科、呼吸内科、外科、耳鼻咽喉科、妇科、眼科、口腔科、检验科、放射科、心电图室、B超室、特检科、中西药房、注射室等。

　　江东区中医医院（百丈东郊街道社区卫生服务中心）同时承担着百丈、东郊两个街道12个社区的公共卫生和基本医疗服务。分别在江东区百丈街道的划船社区、朱雀社区、潜龙社区、中山社区、舟孟社区、七塔社区、宁舟社区，江东区东郊街道的仇毕社区、宁丰社区等设立9个社区卫生服务站，构建了"十分钟"的社区卫生服务网络，并以社区责任医师团队的服务形式为辖区居民提供集预防、医疗、保健、康复、健康教育、计划生育技术指导等"六位一体"的社区卫生服务。医院将以中医药服务为切入点，积极推广包括中医药适宜技术的应用、宣传中医保健、中医养生、中医治未病等服务项目，努力传承祖国传统医学的宝典，为提高广大群众的健康水平发挥应有的作用。

第四节　宁波市镇海区中医医院

　　宁波市镇海区中医医院位于宁波市镇海区环城西路51号，成立于1990年5月，是一家二级乙等综合性中医医院。由门诊住院综合楼、急诊医技综合楼组成，总建筑面积34615平方米，主楼高15层，设住院床位250张，现有职工300余名，其中具有高级职称人员30余名。开设有中西医内科、外科、肛肠科、骨伤科、儿科、妇科、口腔科等15个临床科室，放射科、检验科、超声室、内窥

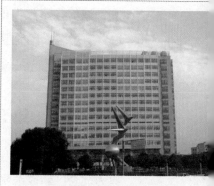

○宁波市镇海区中医医院

镜室等9个医疗辅助科室及10余个专科、5个病区,并建有设施先进的层流手术室、重症监护室以及健康体检中心。

医院拥有飞利浦螺旋CT、西门子及GE高性能彩色多普勒超声诊断仪、飞利浦C型臂X光机、富士CR机、德尔格呼吸机、贝克曼全自动生化分析仪和全自动化学发光仪、口腔全景X线机、多功能麻醉机、电子胃肠镜等一系列先进的医疗设备。

医院依靠科技进步,重视人才引进与培养,每年选送有发展前途的年轻医务人员读研,输送卫技人员到上级医院进修,同时鼓励专业人员参加学历教育和各类学术交流活动,积极引进新技术、新项目,提高医院的医疗业务水平。医院内学术科研气氛浓厚,钻研专业知识蔚然成风。近几年取得省级课题1项,市级课题2项,区级课题3项,儿科为宁波市中医重点扶植专科。

医院先后被评为浙江省卫生先进单位、宁波市职业道德建设先进单位、市行风建设先进集体、宁波市文明窗口、镇海区连续3年服务承诺优胜单位、镇海区文明单位、镇海区先进基层党组织等。全院职工紧紧围绕"以病人为中心,以质量为核心"的办院宗旨,在"严谨、务实、诚信、奉献"的医院精神激励下,团结一致,与时俱进,开拓进取,为全区人民的卫生健康事业做出更大的贡献。

第五节　宁波市北仑区中医院

宁波市北仑区中医院位于宁波市北仑区新碶街道昆仑山路501号。原为北仑区新碶医院,创建于1953年,是一所以中医药为特色、中西医结合治疗为优势的综合性医院，下设11个社区卫生服务站，于2007年10月15日正式更名挂牌为"北仑区中医院"。现为浙江省中医院北仑分院、浙江中医药大学实习医院、浙江中医药大学实践基地、宁波市第一医院协作医院、宁波市全科医师实践基地。

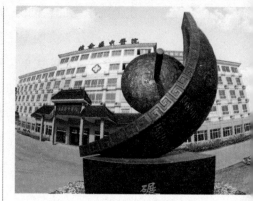

○宁波市北仑区中医院

全院占地面积31亩，总建筑面积2.1万平方米，设计床位250张，现有职工400余名，其中高级职称医护人员87名。医院开设内科、外科、妇产科、儿科、五官科等15个临床科室及内、外、妇、儿、骨科、肛肠科等病区，开设了中医骨伤科、中医妇科、中医皮肤科、中医儿科、消化内科、肛肠科、心血管内科及中医男性科等特色科室。专科专病门诊7个，其中中西医结合糖尿病专科、皮肤科、男性科等专科在区内享有一定的知名度，年门诊量50余万人次。

医院拥有先进大型全自动生化分析仪、全自动血细胞分析仪、细菌培养鉴定仪、全自动免疫发光仪、血凝分析仪、多功能彩色超声诊断系统、各种内窥镜、数字胃肠机、移动式床旁拍片机、影像数字成像系统、C臂机、高档麻醉机等医疗设备。设有层流手术室，能开展外科、骨科、妇科等专业的三、四类手术。

医院始终不移地坚持"科教兴院"，不断推进医、教、研的可持续发展。目前拥有区级重点扶持学科1个，先后有3项科研课题列入区级科研计划。近年来开展了髋关节置换等重大手术，在腹腔镜技术方面达到先进水平。

在全院职工的共同努力下，医院的两个文明建设不断取得可喜成绩，曾获得浙江省文明卫生院、宁波市卫生先进单位、北仑区卫生先进单位、北仑区卫生文明单位等荣誉称号。医院职工秉承"仁医、仁术、传承、创新"的院训，构建"以人为本、以病人为中心"的医院文化，以深化医疗卫生体制改革为契机，以临床实践为核心，创建名院、打造名科、培养名医，争取两年内创建为二级乙等中医医院。

第六节　余姚市中医医院

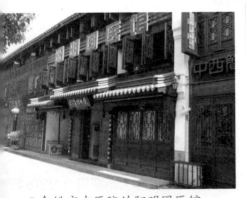

○余姚市中医院的阳明国医馆

余姚市中医医院位于余姚市阳明东路175号。创建于1978年，时名余姚中医院，设有中医内、外、妇、伤等8个临床科室和放射、化验、药剂等6个医技科室，汇集了本地几乎所有的知名中医，如后被选为全国首批500名国家级名老中医之一的中医温病专家赵炳恒以及中医内科专家王传纯、中医内科专家马藏谦、中医妇科专家陈元勋、中医外科专家胡祥庆、中医骨伤科专家李义芳等。

1979年始建新院，1983年改名为余姚县中医医院。1985年8月改名为余姚市中医医院。1996年晋为二级乙等中医院。2006年晋为二级甲等中医院。经过30年的发展，余姚市中医医院已成为一家集医疗、急救、科研、教学、预防保健和康复于一体的医疗机构。医院占地面积9324平方米，建筑面积12946平方米。全院职工402人，其中专业技术人员388人，现有在编高级技术职务39人，中级技术职务75人。

骨伤科为浙江省重点中医专科，是余慈地区具有较大影响力的创伤、矫形治疗中心，拥有高级技术职务6人，开设床位105张，年门诊量达8万余人次。多年来除运用中西医结合方法治疗骨科常见病之外，重点开展了髋、膝、肩关节置换手术，以及骨盆骨折内固定、胸腰椎骨折内固定、颈椎前后路减压稳定、PKP脊柱微创椎体成形、VSD创口负压引流等手术，在关节镜下对关节疾患进行微创技术诊治处于当地领先水平，此外还在中西医结合治疗骨质疏松症方面具有突出成果。该科是全国骨伤科医院学术委员会先进集体会员单位。

消化内科是浙江省重点中医专科，拥有高级技术职务4人，2名硕士研究生，科研力量雄厚，学科带头人马伟明主任中医师，被评为浙江省基层名中医、余姚市名中医，长期从事中医消化内科研究和临床诊治工作，擅长中西医结合消化疾病的治疗，运用中医药阻断慢性萎缩性胃炎向胃癌转变有显著疗效。承担了多项省级A类科研项目，其中"红藤愈萎养胃汤治疗慢性萎缩性胃炎的临床疗效观察和对细胞增殖凋亡调控基因影响的研究"和"瘦素、胰岛素样生长因子与阴虚热盛气阴两虚型2型糖尿病的关系"，分别获得2005年、2006年浙江省中医药管理局科技创新奖三等奖。近年来在全国及省级学术刊物上发表论文40余篇，参编出版专著2本。

肛肠科是本院特色专科，从最初的简单痔疮手术，发展到大肠肿瘤手术；从最初的常见病、多发病治疗发展到重症病、疑难病的诊治，取得了长足的进步。并积极开展结肠镜下行多发息肉切除等内视手术。在采用中药保留灌肠及口服治疗难治性结肠炎，特别是重度溃疡性结肠炎方面有特色和较显著疗效。

手外科是当地最早成立的集临床、教学、科研于一体的手外伤、手部疾病、周围神经疾病诊疗的专业科室，设有本地规模最大的病区。率先开展：断指再植、断肢再植及各类游离皮瓣、带蒂皮瓣、各类周围神经卡压综合征和手部功能重建。并在指尖离断、多段离断、多指离断的再植，手指再造及微型皮瓣的手术水平达到了国内先进水平，再植的平均存活率达到90％以上，再造的存活率达到100％。

肾内科是本院特色专科，拥有清末名医范文甫唯一在世传人，中医肾病专家孙幼立老中医。科室与全国中医肾脏病医疗中心开展技术合作，坚持中西医结合治疗方向，配备先进的血液透析机等多种医疗设备，擅长对各种急慢性肾脏疾病的诊治，成功开展经皮肾穿刺活检、血液透析、血液透析滤过及开设血液灌流治疗，在参与危重患者治疗和延缓慢性肾功能衰竭方面有丰富的临床经验。

其他的特色专科还有：男性科、不孕不育科、肝胆科、老年病科、糖尿病科、哮喘科、神经内科、肿瘤科、脑外科、泌尿外科、乳腺病科等。

此外，还有妇科、儿科、针灸科、推拿科、口腔科、五官科、眼科、皮肤科、急诊科等一级科室。

医院开设内、外、骨伤（一、二）、手外4个病区，核定床位250张，共有护理人员110人。以现代护理观为指导，建立完整的护理管理体系和护理工作制度，并根据医院分级管理要求，制定了各项护理工作规范和操作规程。紧紧围绕"以病人为中心"创建具有中医特色的整体化护理，为病人提供优质服务。有3个护理单元被评为市级"青年文明号"岗位，有4个护理单元被评为市级"巾帼文明岗"称号。

医院拥有多排螺旋CT、500mA X线机、CR、彩色成像系统、电子阴道镜、电子纤维胃镜、纤维肠镜、关节镜、腹腔镜、全自动生化分析仪、全自动血细胞分析仪、化学发光仪、自动精子分析仪、骨密度测试仪、高频电刀、气体监护仪、麻醉机等医疗设备。

医院药剂科设有中西药库、中药房、西药房、制剂室、药检室、病区药房、煎药室，现有中药饮片629种，中成药250种，西药727种。

医院坚持中西医结合发展方向，坚持"病人至上，服务第一"的宗旨，注重院院、院校合作，是杭州市中医医院技术指导医院和浙江中医药大学教学医院。并先后获得省先进中医院、省文明中医院、余姚市文明单位、宁波市文明单位等荣誉称号。

第七节　慈溪市中医医院

慈溪市中医医院位于慈溪市浒山街道开发大道南、二灶江西。创建于1992年，1997年移地新建，2005年2月因市政府行政中心建设需要迁建现址。是一所以中医为特色、中西医并重的二级甲等中医院。总占地面积52亩，总建筑面积23000余平方米。核定床位250张，职工318人，其中卫技人员252名，高级职称人员30名，中级职称人员72名。现为浙江中医药大学教学医院、浙江省平安医院、宁波市群众满意基层站所、宁波市绿色环保医院、慈溪市文明单位、慈溪市城镇职工基本

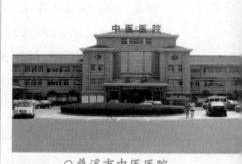

○慈溪市中医医院

医疗保险定点机构和慈溪市新型农村合作医疗定点医疗机构。为宁波市绿色环保医院。

医院设有中医内科、西医内科、中医儿科、外科、肛肠科、骨伤科、手外科、中医妇科、西医妇科、眼科、耳鼻喉科、口腔科、皮肤科、结核病科、肿瘤科、急诊科、职业病科、针灸科、推拿科、康复科、麻醉科等20余个临床科室。开设中医肝胆病科、中医呼吸病科、中医胃肠科、中医胃病肿瘤科、中医男性病科、中医骨伤科、中医颈椎病科、中医腰突症科、心血管科、肿瘤外科、肝胆外科、耳鼻喉科、皮肤疣病等专家门诊和肩周炎、内分泌、面瘫、眼底病、小儿骨折、骨关节病、乳腺病、手外科、气管炎病等近20个专科门诊。经过几年发展，本院中医肝胆病科被列为浙江省中医"名科"建设项目。骨伤科（手外科）被列为慈溪市重点后备学科。慈溪市名中医馆、慈溪市中药百草园、慈溪市爱康协会均设在本院。同时推出具有中医特色的"冬病夏治"、"膏方进补"等"防未病"服务。

医院拥有西门子PLUS4螺旋CT、岛津医用诊断X射线摄影系统、日本奥林巴斯电子胃镜、美国伯迪克动态心电图机、韩国LOGIQ P5彩超、日本日立7600全自动生化仪、罗氏电化学发光测定仪、成都科奥达手术显微镜、飞利浦移动式C臂X射线系统、飞利浦MP50麻醉监护仪、飞利浦中央监护系统、PB840呼吸机、美国伟康无创呼吸机、英国库伯超声骨密度仪、肺功能测定仪、听力测定仪、鼻内窥镜、经络导平治疗仪、DA-J多功能艾灸仪、日本伊藤多功能牵引床及中药煎药设备等大中型设备。

医院注重科技创新，积极发展医疗技术，通过外引内联，先后与上海、杭州等三甲医院成为协作医院，有数位著名专家教授长期来院门诊、查房、手术、讲学等，使医院的整体水平、综合实力又上了一个新台阶。

第八节 奉化市中医医院

奉化市中医医院位于奉化市中山路22号。创建于1987年，由奉化县大桥医院改建，名奉化县中医院，1988年10月改称奉化市中医医院。

医院地处锦屏山之麓，奉化江之滨，位于市中心地带，交通便捷。是一所全民所有制的集医、教、科研、保健、康复于一体的非营利性国家二级甲等综合性中医院，是奉化市中医、中西医结合医疗中心。医院占地面积26000平方米，建筑面积22600平方米，总固定资产7170万元，核定床位250张，职工384人，其中高级卫技人员40人，中级卫技人员111人。

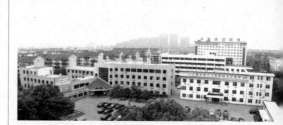

○奉化市中医医院

内设13个职能科室：院办、医教科、护理部、人事科、财务科、院内感染管理科、防保科、设备科、总务科、物供科、保卫科、药剂科、社区卫生服务科。同时开设了21个临床科室（中医内科、中风科、中医儿科、中医妇科、针灸科、骨伤科、妇产科、西医内科、西医儿科、外科、眼科、推拿科、肛肠科、皮肤科、乳腺科、美容科、不育科、五官科、口腔科、麻醉科、康复科）、11个医技科室（放射科、检验科、中药房、西药房、B超室、心电图室、胃镜室、病理科、脑电图室、骨密度检测室、眼科特检室）和10个护理单元（二病区、三病区、二个骨科病区、七病区、八病区、九病区、二个眼科病区、手术室、急诊室、供应室）。

开设有萎缩性胃炎、乙肝、眩晕、肾病、前列腺病、心血管病、泌尿、肿瘤、骨伤马蹄足、骨不连接、骨关节损伤、手外科、脑外科、近视、弱视、青光眼、白内障、不孕不育、性障碍、糖尿病、失眠头痛、高血压、中风偏瘫、癫痫、脉管病、冬令进补、肛裂便秘、结肠炎、风湿病、中医肝胆病、中医脾胃病、支气管炎、哮喘、顽固性咳嗽、性病、神经内科、睡眠呼吸障碍、乳腺病、卵巢囊肿、子宫肌瘤、痛经、结石、骨质疏松症等40多个专家专科门诊。

医院省级名中医赵国仁，1963年毕业于上海中医学院，主任中医师，浙江省中医药学会男性分会副主任，浙江省名中医，浙江省中医研究院研究员，宁波市中医药学会常务理事，奉化市中医医院原名誉院长，从事中医临床工作40余年，擅长萎缩性胃炎、急慢性肾炎及不同疾病引起的慢性肾功能不全、前列腺炎、前列腺增生及各种疑难杂病的治疗。

医院设备有全身螺旋CT、CR、DR及磁共振、C形臂X光机、进口彩色B超、进口电子胃镜、脑电图仪、各类心电图机、动态心电图、心功能测定仪、肺功能测定仪、X线数字胃肠机、全自动血生化仪、血球计数仪、生物组织脱水机、经颅多普勒、冲击波碎石机、多参数心电监护仪、血凝仪、电解质仪、免疫发光仪、血糖仪、性激素测定仪、血气分析仪、化学发光仪、血黏度检测仪、基因检测仪、进口麻醉机、腹腔镜、膀胱镜、纤维支气管镜、电子肠镜、动态血压仪、电子阴道镜、眼科超声乳化仪、骨关节镜、进口眼科手术显微镜、呼吸机、光子嫩肤仪、双轨激光美容治疗仪、超声美容仪、眼科视野仪、眼科电生理仪、自动眼压仪、眼科专用A/B超、进口眼用手术显微镜、光学相干断层扫描仪、眼科激光治疗仪、热疗仪、乙肝治疗仪、盆腔炎治疗仪、肛肠综合治疗仪、中药煎药机、骨伤电脑治疗仪、骨密度检测仪、^{14}C尿素呼气HP检测仪、乳腺检查仪、骨密度检测仪、净化手术装置等。

赵国仁"香茶菜根为主治疗萎缩性胃炎"列入宁波市科研项目。王晖、王建康"气学与糖尿病"通过浙江省中医药管理局科技成果鉴定,并获得浙江省科学技术进步三等奖。张杰彪"活血消肿法在创伤后软组织肿胀应用的临床研究"列入浙江省第二批中医药科研课题项目。徐永范"奉化市婴儿接种乙肝疫苗预防乙型肝炎的效果研究"荣获2001年度奉化市科学技术进步一等奖。程秀萍"通脉消斑方治疗糖尿病下肢血管病变疗效观察"列入2003年浙江省中医药科研基金计划。王建康"萎缩性胃炎中医病理特点临床研究",列入宁波市2003年医学科研项目计划。浙江省中医药研究院与奉化市中医院联合申报的"治疗胃脘痛中药新药——复方蜂胶片的研制"列入浙江省科技厅科技计划项目。叶时龙"脑梗塞肾虚证与性激素变化关系的临床研究",列入2004年浙江省中医药科研基金项目研究计划。宋秋云"祛风定痫汤治疗原发性癫痫疗效观察",列入2004年浙江省中医药科研基金项目研究计划。王建康"萎缩性胃炎中西医诊治临床应用的文献研究",列入2005年浙江省中医药软科学项目研究计划。王建康负责的萎缩性胃炎中医病理特点临床研究课题被评为"2008年浙江省中医药科学技术创新奖"。

现为"浙江省文明医院"、"浙江省爱婴医院"、"宁波市文明单位"和"浙江省重点建设中医院"。同时开展新技术、新项目30余项,被浙江省中医药管理局列入省级科研项目1项。

医院坚持"以病人为中心,以质量为核心"的服务宗旨,努力为人民群众提供优质、低价的诊疗服务。

第九节　宁海县中医医院

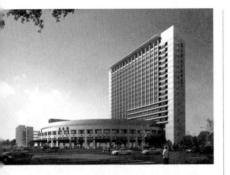

○宁海县中医医院

宁海县中医医院位于宁海县跃龙街道中医院路1号，创建于1986年10月，是一家集医疗、教学、科研、预防保健为一体的非营利性综合性中医院，为二级乙等中医医院。医院占地20亩，建筑面积13319平方米，固定资产3259.28万元，开放床位150张。全院现有员工260人，其中高级卫技人员32名，中级卫技人员79名，浙江省基层名中医1名。设有职能科室10个，临床科室15个。特色专（病）科有：手足外科、骨伤科、心脑血管病科、痔科、针灸推拿科、胃病、哮喘病、肝胆病、糖尿病等。医技科室拥有全身螺旋CT、彩色B超、体外超声波碎石机、进口电子胃镜、日立全自动大型X线胃肠机、X线数字化成像系统（DR）、全自动生化分析仪、经颅多普勒（TCD）、多参数监护仪、多功能全身麻醉机等。

心脑血管病专科是该院建科较早的科室之一。有主任中医师2名，副主任医师4名，主治医师2名，擅长中西医结合治疗高血压、中风、心脏病等，积累有丰富的临床经验和独特的治疗方法，尤其是中风病的预防、治疗和康复一体化治疗方案，具有鲜明的专科特色，运用中西药物、针灸电刺激、高压氧疗、医学运动康复等多种疗法，能明显提高疗效，助进残肢功能恢复。科室人员在国家级、省级杂志发表医学论文20余篇，并有一项市级科研课题通过鉴定，达到国内先进水平。

手足外科为医院重点扶持科室，目前有医务人员15人，床位31张。开展断指（趾）再植、断指（趾）再造等手术，达到国内先进水平。自建科以来已收治各种类型手、趾完全断离，手部骨折，神经、血管断离，手部严重损毁等病例数千例，成功率高，致残率低。多项手术填补县内空白。

肛肠科成立于1990年，经过20年的发展，临床经验丰富，已成为该院具有明显专科特色的临床科室之一。设有肛肠病研究所。开展的环状混合痔、复杂性肛瘘等疑难肛肠疾病手术，达到省内先进水平。科室拥有乙状结肠镜、微电脑控制的肛肠治疗仪等先进设备，在肛肠手术中施行无痛疗法，使病人的痛苦降到最低限度。

骨伤科：为该院重点特色专科，采用中西医结合、中药内服外敷、手术等一整套手段对各种骨伤疾患进行诊治，疗效显著。该科开展的腰椎间盘突出症髓核摘除术、腰椎滑脱椎弓根钉椎间融合术、硬膜外肿瘤摘除术、椎体血管瘤硬化术、人工全髋关节置换术、股骨颈骨折、肱骨头粉碎性骨折、股骨骨折、胫骨骨折交锁髓内钉固定术等，达到了省内领先水平。

高压氧科：该科为该县唯一开展的高压氧治疗项目，对一氧化碳中毒、减压病、气性坏疽、颅脑外伤、脊髓损伤、脑血管意外、突发性耳聋、无菌性骨坏死等有独特疗效。通过高压氧治疗能降低中风病的发病率，适宜老年保健。学生学习紧张，特别是考试前读书，大脑过度疲劳，通过做高压氧能使大脑轻松，能提高记忆力，提高读书效率。

消化内科：为该院重点特色专科，该科技术力量雄厚，现有副主任医师1名、主治医师3名、住院医师2名。拥有当今国际先进的日本富士能EG-99WR电子胃肠镜、奥林巴斯PSD20高频治疗仪、胃镜、肠镜圈套器等整套新设备，已开展电子胃镜、肠镜检查及胃肠镜的治疗如内镜下胃息肉的摘除等。

钱荣江主任中医师系中华中医药学会内经学分会委员，浙江省中西医结合学会神经内科专业委员会委员，浙江省中西医结合学会急救医学专业委员会委员，宁波市中西医结合学会理事，宁海县中医药学会会长，宁海县第6、7、8届政协委员。2009年被浙江省卫生厅授予"浙江省基层名中医"称号。2003年获县2001—2002年度优秀共产党员称号，2004年获"宁海县突出贡献优秀人才"称号。在国家级、省级医学杂志上公开发表专业学术论文20余篇，其中《化痰祛瘀法治疗脑梗塞急性期60例疗效观察》获2002—2003年度宁海县科技一等奖，《活血通腑法治疗高血压性脑出血急性期48例》获宁波市自然科学2003—2004年度优秀奖。

医院课题"中药清瘀通塞汤结合电刺激小脑顶核治疗脑梗死急性期临床研究"获2005年度宁海县科学技术进步二等奖；课题"应用中西医结合卒中单元管理模式治疗脑梗死临床研究"被列为2008年浙江省中医药普通课题研究计划；课题"活血消肿方熏洗治疗手外伤肿胀的临床疗效研究"被列为2008年浙江省中医药普通课题研究计划；课题"平肝降浊方治疗中老年高血压的临床研究"被列为2010年浙江省中医药科学研究基金计划。

第十节　象山县中医医院

象山县中医医院位于象山县丹城建设路110号。创建于1985年3

月，是一所集中医、中西医结合，医疗、预防、康复于一体的非营利性二级甲等中医医院，是全县中医、中西医结合医疗中心和医保定点医疗机构。

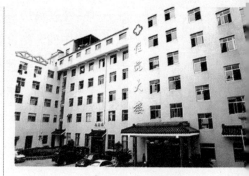

○象山县中医医院

医院设有院长室、书记室、副院长室、院办、财务科、工会、团委、医教科、总务科、护理部、外科、内科、骨伤科三个病区、外科、内科、骨伤科三个护理站、中医内科、西医内科、小儿科、西医妇科、中医妇科、针推科、耳鼻喉科、眼科等门诊科室，超声科、方便门诊、检验科、西药房、药剂科、麻醉科、手术室、输液室、供应室、病理科、放射科、挂号室、中药房、设备科等科室。医院现设病床200张，设有25个临床科室，10个医技科室。有职工200余人，其中高级卫技人员22人，中级卫技人员48人。

医院医疗设备在不断增加中，目前已拥有螺旋CT、彩色B超、电子胃镜、肠镜、腹腔镜、阴道镜、膀胱镜、支撑喉镜、鼻腔内窥镜、全自动生化分析仪、全自动麻醉机、全自动呼吸机、心电监护仪、800mA X光机、口腔摄片机、中央气泵自动供气的高档口腔治疗机等。

特色专科有创建于1993年的中医院心血管内科，既有鲜明传统中医特色又有较高现代医学技术水平，拥有先进诊断、治疗和监护设备，集医疗、教学、科研于一体，2003年被浙江省卫生厅列入重点专科建设项目，2006年被国家中医药管理局列为全国第二批农村医疗机构特色专科建设，为宁波唯一一家，标志着该专科强劲的发展势头。目前该科研究的颈动脉粥样硬化早期检测及中西医结合干预治疗被浙江省中医药管理局、象山县科委立项，并获浙江省科技创新三等奖。院重点专科骨伤科，已有20多年发展历史，在诊疗四肢、脊椎各型骨折，腰突症和骨关节疾病上，走中西医结合发展道路，技术水平先进，开展的中西医结合治疗股骨转子间骨折被县科委列入科研项目。院重点专科中医妇科，以中医治疗为主，中西医结合因人因病而异。擅长运用中医、中西医结合治疗妇科常见病、疑难杂症，深受患者欢迎。中医针推科是医院传统医疗优势之一，分推拿和针灸两个专科，在临床实践中积累了丰富的经验，形成了一套独具特色的治疗方法，运用针灸、推拿、气功、理疗、牵引、火罐、小针刀等对颈椎病、腰腿痛、各种关节炎、骨质疏松症、中风偏瘫、面瘫、偏头痛等具有神奇疗效。此外，内科冬季开展膏方门诊，预防心脑血管病、支气管炎、感冒、高脂血症等慢性疾病，肾病专科采用通阳利水法自拟验方治疗阳水水肿深受患者欢迎，中医儿科、中医消化专科以及眼科、耳鼻喉科等都有较大的优势和特色；一些新技术、新项目不同程度地填补了县内空白，有的甚至达到了省内先进水平。

科研特色（包括课题研究、成果获奖等）：2008年"西医妇科HC2HPV-DNA检测筛查宫颈癌、西医内科糖尿病患者强化宣教方法研究"被县科技局立项，2009年"中医妇科滋肾填精中药延缓卵巢衰退的临床研究"被县科技局立项，2010年"骨伤科中西医结合治疗桡骨远端粉碎性骨折"被县科技局立项。

主任中医师李雅琴，1982年2月年毕业于浙江中医学院中医系，现任象山中医院中医心脑血管科主任，为省、市中医学会会员，县中医学会理事，全国113工程县级中医院中医学科带头人。从医29年，辛勤耕耘在医疗、科研一线，以传承国粹为己任，致力于从事中医内科的临床治疗及科研工作，特别对冠心病、高血压病、心律失常、颈动脉粥样硬化等疾病刻苦钻研，以创造性思维把理论知识和临床经验辩证地结合起来，潜心研究中医药，总结出一套中西医结合治疗心脑血管疾病的方法，在丰富临床实践经验的基础上，创立了对心脑血管疾病治疗的独到学术思想，并注重突出中医辨证特色和优势，分别提出了"降浊化瘀"法治疗颈动脉粥样硬化、"清肝泻火"法治疗青年高血压病、"益气养阴"法干预无症状性心力衰竭、"补气通瘀"法治疗椎基底动脉供血不足等一系列新治则。成为县心脑血管病治疗领域的学术带头人，在县内有较高的知名度，曾先后获首届"象山名医"、宁波市优秀共产党员、宁波市首批白求恩式医务工作者等荣誉称号。并先后被评为浙江省中医临床技术骨干，浙江省基层名中医，国家、省重点心血管专科学科带头人，全国113工程县级中医院中医学科带头人等。

2000、2002年医院被县卫生局授予系统先进集体，被宁波市委市政府授予市级文明单位，被浙江省卫生厅授予省文明中医医院等荣誉称号。

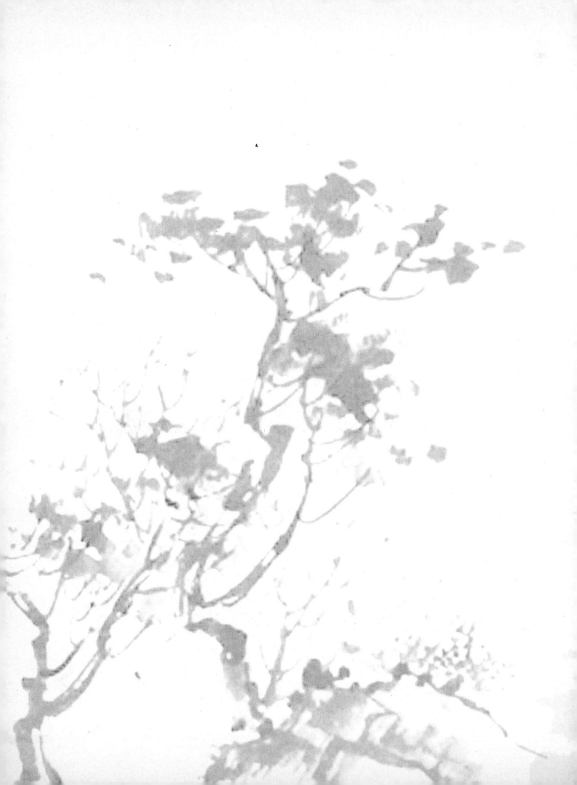

第六章

宁波中医药地名、
人文景观、药店

第一节　迎凤街

宋臧中立，字定民，本毗陵人，元丰间（1078—1085年）客居鄞，善医，诊治如神。崇宁中以愈宋徽宗皇后之疾，诏赐宅南湖，曰"迎凤坊"（其地在今迎凤街）。清徐兆昺《四明谈助》卷十三云："诏尾大书一'允'字，势若凤尾，时称'凤诏'，故名。"民国《鄞县通志》载"宋医士臧中立迎诰于此建坊"。第三子臧师颜为明州医学助教，医术高超，得到州学教授游觉民、明州知府楼异的积极推荐，任翰林祗侯。臧师颜的仲子臧宾卿（1109—1163年）亦补翰林医学，任为医痊。宋末裔孙臧应福，字仁山，迁居鄞西桃源乡（今鄞州区横街镇），承家传以医术应征为庆元医学提领。应福子国茂，其时已入元，亦承家传以医济世。清《桃源乡志》皆有传。（本书附录二有"此街为何名迎凤"）

第二节　药行街

唐长庆元年（821年），明州城从鄞江迁至三江口今址。药行街就是宁波建城时主要街路。据《宁波府志》记载，当时称砌街。清咸丰、同治至民国年间，中药材行业极盛行，时有聚兴、懋昌、源长、慎德堂等药行50余家，北京的同仁堂、天津的童涵春及上海蔡同德等老字号都长驻宁波坐庄办货，从业人员500多人，资金500多万银元以上。1929年砌街改名为药行街。

药行街之所以能成为药材行业的高级市场，有识之士分析，一是与太平天国战争有关。太平天国定都南京后，战争一直在长江两岸不断，阻断了药材南北交流的通道。而宁波又是浙贝、元胡、白术、麦冬等浙药的集散地。二是当时宁波游资多。外出经商的宁波人把赚来的钱都存了当时江厦街的钱庄里，这就形成了大量的游资，药材业就成了这些游资最大的主顾。1935年，宁波发生金融风潮，许多钱庄倒闭，导致药材行业也一落千丈。抗日战争开始后，药材来源受阻，药行街的药材行业就更见萧条陷入绝境。

药铺早已随着历史作古，仅剩路边矗立的"药行街"三字和陷入现代文明重围中的药皇殿，还见证着它昔日曾经的辉煌。

第三节 国 医 街

国医街位于海曙区。南起中山东路，北至和义路，长376米。民国《鄞县通志》载："国医街，旧名国医第、淮舫里。"民国时第宅毁于火，今系居民住宅区，仍名国医街。

第四节 滑寿路 滑寿亭

滑寿路位于余姚市城区，南起高阶沿路，北至阳明东路，长200米。余姚市中医院在路之西侧，旧名邵家弄，1987年以元代余姚名医滑寿而名滑寿路。

滑寿亭位于余姚市城区龙泉山中峰之西坡上，为纪念元代余姚名医滑寿而建，建于1986年，其旁有舜水亭。

第五节　药　皇　殿

药皇殿位于天一广场西侧，已有近300年历史。2003年6月修缮后正式对外开放，给现代化的天一广场增添了一份独特的历史文化气息。建于清康熙四十七年（1708年），经官商共倡，由药商捐资兴建，供奉药皇"神农氏"，为药商聚会议事、药材交易和名医坐堂、百姓祈福求安的场所，每年农历四月二十八日药王生日时都在此举行隆重的祭祀仪式。药皇殿是宁波药业兴旺发达的历史见证。

整个建筑主要分三个部分：一进门是明亮的厅堂，往里是两层楼院子，最里面药皇殿内供奉"神农氏"，两块记载药皇殿历史的碑文嵌在左右两侧墙内。

第六节　寿全斋药店

寿全斋药店创建于1770年，由慈溪王立鳌和宁波孙将壳共同创建。寿全斋成功地自制各种膏、丹、丸、散，精制饮片参茸、药酒补膏等，至1873年计有11门类405个品种。是宁波目前现存最早药铺之一。寿全斋以货真价实为宗旨，遵古炮制为典律，素有自制各种膏、丹、丸、散及精致饮片、参茸药酒补酒之传统，突出高档参茸补品、道地药材经营特色，寿全斋滋补品店主要经营蛤士蟆、燕窝、雪蛤、参茸、冬虫夏草等滋补品。寿全斋国药号原在中山东路（今中农信大厦址），2000年迁至开明街，2004年再迁至中山西路。由于轨道交通建设，如今寿全斋又将寻找新的地址。（本书附录二有"四世纪名店寿全斋"）

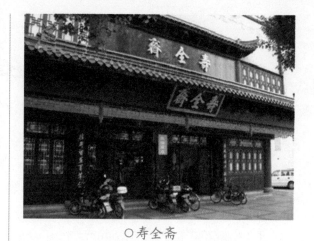

○寿全斋

第七节　冯存仁堂药店

冯存仁堂药店由慈溪县城（今江北区慈城镇）人冯映斋于清咸丰元年（1851年）开设，原名冯存仁堂国药号，释义为"存济之心，赠仁于众"，并以此为药店经营宗旨。原在宁波城区又新街40号，同治元年（1862年）在上海汉口路昼锦里设分店，1933年在浙江路与南京路口设分店，后迭遭危难，上海分店于1940年闭歇。宁波总店在1949年遭国民党飞机炸毁，1951年由冯姓后裔合伙集资在东渡路建店房，1956年迁至江厦街。药店为前店后场，店堂营业，工场自制丸、散、膏、丹，选取道地药材，炼制疗效确切的中药。其经营特色为：一是选材道地，上品上格，摒弃伪劣；二是精工炮制中药饮片，其修治和炮制都力求精制，片型厚薄、丸粒大小都有严格要求，并以此闻名传世。现主营中药材和中成药，兼营滋补药品，共1500余种。

第八节　宁波（鄞州）明贝堂中医药博物馆

　　宁波（鄞州）明贝堂中医药博物馆，经40余年积累，3年精心筹建，于2008年12月20日正式开馆。"明贝"意取"阴阳聚化，日月凝贝"。　天童禅寺广修老方丈题写馆匾。明贝堂中医药博物馆系宁波明贝中药业有限公司创办之业，国家著名老中医钟一棠先生为名誉馆长，项志秋总经理为理事长。

　　馆藏珍品包括中医药4000多年来传承的名中医像、文物档案、古药方、医画、书法、珍贵稀有的中药珍品、古老的中药器具、古今中医中药名著刻本等，是博藏、传承、研究、振兴中医中药的重要历史实物，体现了"中医药"是中华民族文化的瑰宝，率先填补了宁波中医药博物馆空白。卫生部副部长、国家中医药管理局局长王国强，宁波政协主席王卓辉，中共宁波市委党委、鄞州区委书记寿永年等亲临视察；宁波市副市长成岳冲出席开馆典礼并揭牌剪彩；美国著名西洋参企业家、美国许氏参业集团总裁许忠政先生致电祝贺。

　　该馆系仿古建筑，建筑面积1200余平方米。明贝堂，效植桐迎凤，欲集天下杏林同志者，以弘扬中医，承继传统，此其用心也。堂处鄞城，局格九宫，古式新筑，浑然一品；庭院称明堂，镶绿阴繁花；户扉镌古训，衬黛瓦青砖；门阀题匾，字出名家；中堂引经，字系国手；玄关妙思，以警世鼓，发振兴中医药之号召；画堂奇设，以五行意，待盖盅迎客茶以补水，高朋据《黄帝内经》而论道，尊者凭《金匮》要诀以明理；日日香火，奉药王神彩，夜夜灯火，映祖师论语；其堂也，以道论理之处也，称其道理之堂。西厅开药材博物，取意于廊亭而造其形，廊者绵绵也，亭者佼佼也，绵绵佼佼喻其传统，亭亭曲曲示其发展；花红木香，牛黄马宝，奇珍异彩，无所不有；其馆者，以物论理之处也，其谓物理之馆。东舍有画厅，为医人学士以得论心之所，辽阔医论，奇绝文章，高谈契阔，引经据典，或一吐为快，或相析歧义；所谓学术者也，以心传理之舍，谓之心理之厅；周布甬地名医青囊大家之写真，以激励后学。东北备书斋，以精气神题壁，此主人对生命之义解；画桌铺陈四宝侍客，动于衷而发于毫端者，留笔意于纸质，陈翰墨于春秋，此文人写意之处也；发文寓理，谓之文理之斋也。汇道理、物理、心理、文理于一堂，此明贝堂之旨也。

滔滔三江水，绵绵四明山，地灵人杰，名医辈出。国医国药生息相依，昭日月之明，志仁爱为贝，谨铭堂记，俾以遵行，造福桑梓，泽被遐迩。为弘扬振兴祖国伟大的医药传统，奉献绵薄之力。

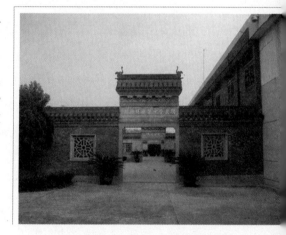

○宁波明贝堂中医药博物馆

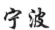

附录一：有关宁波中医（药）非物质文化遗产故事

（辑自《名城记忆——宁波市海曙区非物质文化遗产故事集》，
中国文史出版社2011年7月）

1. 宋氏妇科源远流长

人所共知没有健康母亲就没有健康子女，放大一点说，没有
千千万万母亲的身体健康，民族、国家的前途就十分堪忧。正因为这个
道理，中医学向来重视妇科疾病的治疗，并称妇科医生为"坤医"。宁
波的四明宋氏妇科可谓源远流长，名闻遐迩。

四明宋氏妇科源远流长，其老祖宗兼宗师爷可追溯到唐玄宗李隆
基的亲信大臣——太仆卿兼名医宋广平，此事《二十四史·唐史》曾有
记载。河南商丘人宋广平，是个学问深广的学问家，医道只是其业余爱
好，尤其擅长"望诊"。人家察言观色多用于拍马屁、避是非，他倒
好，一见人脸色异常，就推敲病根在哪里，还马上给人开出药方来。官
既大，人品又好，他的话人家就相信，按方子试上一剂，常常真的药到
病除，于是被传为"神医"。太仆寺卿事务繁忙，不可能不务正业，天
天给人看病，于是身边走出了一个"志愿者"——他的妻子宋余氏。余
氏有文化，又是一个有心人，老早就着手收集丈夫开的药方，家里更有
许多医药书，潜心阅读对照，慢慢也就有些心得体会了。因为是女性，
封建社会是不可能抛头露面去给男病人诊治的，于是就专门帮助女患
者，结果"医誉播乡里"，妇科竟成了特色，这也许就是所谓"歪打正

着"吧！由于借鉴的是丈夫开的处方，就被冠名为宋氏妇科，其实真正知识产权应是余氏妇科，至少也该是宋余妇科才对。

封建社会有许多奇怪规矩，"传男不传女"即是其中之一。主要靠妈妈总结出来的宋氏妇科秘诀高招，却只能传给宋家儿子孙子们。儿孙们呢，虽然代代有人对悬壶济世感兴趣，但仍多为业余爱好，主业依然是读书应考做官作吏，活动范围也多在首都长安、洛阳、开封一带。

中原一带流传的宋氏妇科怎么会传播到宁波，成为四明宋氏妇科的呢？这不能不涉及宋室南渡之事了。北宋靖康年间，金兵攻破汴梁，俘走徽、钦二帝，逼得高宗赵构南逃杭州筹建南宋。南迁中有一个进士出身的"七子城使"官员叫宋钦的，携家眷来到浙江，进而卜居四明，他就是宋广平后裔，精通妇科的一代名医。这一住就生根了，世代相传，一传就传了八九百年，成了地道"阿拉宁波人"。

真正实现从业余宋氏妇科医生到专业宋氏妇科医生的转变，还要等到明朝中期的嘉靖年间。当时有个宋氏妇科传人宋博川，因医术高明被皇室召为太医院的专职御医。从此一发不可收，宋博川的后人宋香雨、宋子献、宋祖玑都终身从医，且皆以妇科闻名于世。

宋博川虽无愧于名医尊号，但真正在理论上有所建树的还数宋博川的孙辈宋林皋，他是宋广平的27代传人，生活在明朝万历年间。宋林皋撮录祖上所藏的妇科医论和丰富的临床资料，结合自己的毕生从医心得，于60岁那年写成一本《宋氏女科撮要》。全书分四章，收有处方226只。由于每只处方都经过实践验证，实用价值极高，几百年来不仅被宋氏传人们奉为传家秘宝，也是今天中医妇科不可多得的扛鼎经典。后来《宋氏女科撮要》被改名为《宋氏女科秘书》，从"撮要"到"秘书"既反映著作篇幅有所增加，更反映宋家医生心态上的珍视、宝藏和秘不外泄的诉求。

业余行医是不需要特别设立诊所的，专职行医就不一样了。四明宋氏妇科清朝时的诊所名叫"杏春堂"，初时规模比较小，候诊女患者只能坐在诊所门前石凳上。后来在小尚书桥租了一幢楼房作诊所就宽敞了许多，小尚书桥也俨然成了宁波妇科患者消灾求福之地了。

"传男不传女"的家训并不能消除家族内部男丁间的利益冲突。清末民初，凤字辈有个恃才负气的宋紫清自立门户，在谦和堂弄开了一家"济世堂"诊所公开向"杏春堂"叫板，为此他付出了被清理门户逐出祠堂的代价。代价虽然惨重，但"新宋家"的济世堂和"老宋家"的杏春堂终于形成双峰对峙的竞争局面而人才辈出。

最难解答的是宋氏妇科有何绝活这一问题。诚然，谁也不能包打天下让人不死，但四明宋氏妇科能解除许多女患者病痛却是公认的事实。从理论本源探讨，宋氏妇科认为"女子以肝为天"、"经水出诸肾"，妇科疾病之源或则在肝或则在肾。对病源在肝的，就必须用"清肝、泻肝、镇肝、补肝、调肝"方法应对，常用的验方是"清经导滞汤"、"抑肝消痛汤"等汤剂。对病源在肾的，重在滋养，常用的验方是"五子种玉汤"、"滋肾止崩汤"、"补肾助孕汤"。此外还用"川乌温经汤"来对付痛经，用"益气培元饮"来对付习惯性流产，均有很高疗效。这里还有一个医患生死之交的故事。说的是第37代传人宋光济60年前在上海救活一个被别人判为"不治"女患者的故事。其时年青的宋光济正半个月在上海，半个月在宁波，两头奔波，值班行医。因为医疗效果明显，1949年年初某天下午，女患者拖住宋医生央求为她再仔细复诊一次，结果耽误了宋光济返甬船期。恰恰这班"江亚轮"在吴淞口触雷沉没了，几乎整船乘客悲惨罹难，却冥冥之中让宋医生逃脱一劫。

事后医患互称对方是救命菩萨，结下生死友谊。就在这年春末，女患者去了台湾。一晃30多年过去，20世纪80年代，从台湾已移居美国多年的女病人回国寻根。她下定决心要找到宋医生，从上海找到宁波，又从宁波找到杭州，终于在杭州庆春路门诊部找到了鬓发飞霜的宋光济，两个"救命菩萨"握手惊呼，恍若隔世。故事虽只不过是个故事，但宋氏妇科泽被深远于此可见一斑。

要说新旧社会，对四明宋氏妇科的影响大不相同。主要区别恐怕在于旧中国宋氏妇科相对要保守一些，发展也有点自生自灭味道，比如不传外姓弟子，家族内部传男不传女，即使家族内部，兄弟间有时也会形同水火。新中国人民政府重视妇科医学发展，多方搭建交流平台，努力打破陈规陋习。比如，1958年宁波市卫生局任命新宋家的宋氏第37代传人宋世焱出任宁波市中医院的妇科主任。同年，浙江省卫生厅也邀请老宋家的宋氏第36代传人宋溪云，去杭州出任浙江中医学院的妇科教研室主任。宋溪云因年老体衰自觉难履要职，便力荐侄子宋光济代替。从此秘方密不示人、医术传男不传女陈规终于被打破，春风化雨，桃李广育，一姓医术成了造福天下的共同文化财富了。其标志性变革就有：不仅宋家有了女传人宋莉莉（宋世焱之女，堂伯父任教的浙江中医院的毕业生），先后另有许多外姓研究生跟着宋光济、宋世华研习宋氏妇科精华，1997年《四明宋氏女科秘书》还被编入《中华中医妇科名著集成》中。据不完全统计，如今正在实践发扬四明宋氏妇科医学的宋氏本家传人约有十几个，接受过宋氏妇科教育的外姓医生则难以计数。

2. 此街为何名迎凤

相传在北宋崇宁年间（1102—1106年），臧中立是四明一带非常有名的神医，他本是江苏人，年轻时便来到明州拜师学医，因为天资聪颖，他很快就学成了很多医术，成了一名职业医生。不久，他便自己独立在城区开设了一家医药铺，开始为当地百姓治病。因为医术高明，加之经常接济穷苦百姓，减免了很多困难百姓的医疗费用，臧中立很受当地百姓的欢迎和爱戴。

有一年，宋徽宗的皇后得了重病，这种奇怪的病很难治好，宫内所有的太医都来看过，试了很多药方子，最终都是以医治无效告终。这下可把皇帝急得团团转，万般无奈之下，宋徽宗只好连夜下诏，征求天下名医来为皇后看病。

皇榜贴到明州的时候，大家都争先恐后地来看皇榜，一时议论纷纷，很快这个消息便在城中传开了。正当这时，一位银须飘胸的老人缓缓推开众人，轻轻揭下皇榜，转身就走。这位老人大概60多岁，他就是臧中立。他住在明州南湖边上，每天医治数十人，手到病除，诊治如神，被他治好的病人个个交口赞誉。这次，他揭了皇榜，于是就千里迢迢连夜赶往京城。

到了京城汴梁，已是几天后的清晨，臧中立虽旅途劳顿，但他顾不得休息就布衣麻履随禁卫军进入后宫。宋徽宗赵佶此时才21岁，即位不过三年就逢皇后得此大病，不免又心急又心疼。臧中立把脉诊断后，徽宗急忙问患的是什么病。臧中立回答道："皇后陛下的脾脉十分虚弱，是因呕泻过度引起。"然后，他开出药方后说："服药后，病人能够睡眠，便可治愈，到半夜必思粥食。"

果然，皇后服药后安稳入睡，到五更时分，就想喝粥，吃了一碗稀粥，清晨便能坐立，调养10多天后竟完全康复了。皇帝龙颜大悦，感叹臧中立的药到病除，妙手回春，有心要留臧中立在宫中做太医，以便为他和皇后、妃子们治病。但臧中立却眷恋乡土，一心想继续为明州的父老乡亲"望、闻、问、切"，更因家中有一老母须他照顾孝顺，于是婉言坚辞，坚持要回明州。宋徽宗见无法挽留，便批准臧中立回明州继续在民间行医，并令国库专拨银两，在"南湖头"（今迎凤街东段）赐地为他建宅第，并立石牌坊一座。在下诏书时，作为书法家的徽宗皇帝一个"允"字写得势若凤尾，当时读书人称为"凤诏"，臧中立索性将新建的牌坊起名为"迎凤"。

石牌坊附近有条府东河，后来在河上架起一座石桥，因此桥紧傍迎凤坊而建，故名迎凤桥。它东通南大路，西通平桥头，直到民国十九年（1930年）填塞府东河时拆除。后来，河道变成街路后，因其地旧有迎凤坊和迎凤桥，故仍名"迎凤"。

3. 四世纪名店寿全斋

港城宁波的中药店，若论资格最老，活力最足，"寿全斋"绝对当之无愧，它已跨经4个世纪而风采依旧。正如一个人长命百岁，保健方面必然有其秘诀高招一样，4世纪名店"寿全斋"也肯定有它的"长寿之道"。不妨让我们来共同探讨一番。

"寿全斋"诞生于清乾隆三十五年（公元1770年），创始人是两个读书应试的秀才，一个是慈溪人王立鳌，一个是甬城人孙将亮。两个秀才中真正懂医道药理的是那个家住慈城南郊黄山村的王立鳌，他本着"不为良相，即为良医"的古训，在科考仕途不顺情况下决心悬壶济世，集资创办国药商店。孙将亮是王立鳌参加同科乡试时认识，进而成为莫逆之交的"大老乡"。既然王下定决心要开药铺，孙自然成了他筚路蓝缕的合伙人——有福同享，有难同当。两个以儒学立身的理想家敲定办店的宗旨是济世益民、诚信待人、货真价实、童叟无欺。他们特请慈溪籍翰林学士杨泰亨亲笔题写"寿全斋"三字作为店名。

"寿全斋"创业之初规模较小，后来越办越大了，奥妙在哪里呢？有人把它们归结为四字秘诀：正、证、精、真。那就是药材来路正，质量必保证，炮制精益精，撮药讲顶真。具体地说就是：第一，百年如一日，严把进货关。比如川连、川朴，"寿全斋"只进顶尖级的；又比如贝母分为元宝贝和珠贝，"寿全斋"就只进元宝贝；党参只进陕甘出产的，地龙只进两广出产的。而对价格便宜、质量稍差的，一概拒之门外。第二，以"三不一全"来确保药材质量。"三不"是指不霉、不烂、不潮，核心是存药必干燥干燥再干燥。为此，"寿全斋"可谓煞费苦心，在药材密封防潮方面想出许许多多高招。"一全"是指药物品种齐全不缺，为了做到这一点，"寿全斋"的每一种药物都既有成品又有备料，绝不会断档。第三，在药物炮制方面，"寿全斋"是道道工序讲究精加工。无论锯切、煮煎、过滤、浓缩、研磨直至最后制成丸散膏丹，都一丝不苟、精益求精。第四，"顶真"两字是撮药的关键，撮药不仅品类绝对不能错，就是分量也不能有差错。错了，重则性命交关，轻则影响疗效。为此，"寿全斋"创办之日就立下店规，接方必须实行专职校对。不但校对药质还校对药量，比如医生开了一张药方，需撮药五帖。称药师傅必先把每一种药一次性称足，再四次分称递减，务使每贴药的药量分毫不差；再由专职检验师傅核对无误，在处方上签章后方可包扎派送。

由于中成药的丸、散、膏、丹和按处方撮药全都质优量足，药效出众，"寿全斋"的信誉自然一天比一天好，营业越来越旺，销路也越来越广，比如它的自制眼药不仅叫响宁波，而且盛销温州、台州、舟山，甚至更远地方。

最初由王、孙两家合伙开张的"寿全斋"，后来由王家独资经营。与其他众多老式家族企业一样，艰难创业期以后，守成的后代众多子孙，为了财富和权力分配，矛盾日趋尖锐。万幸的是总算没有分崩离析，他们终于在清末民初成立股东会，继而又成立董事会，并且聘请熟悉药业商务的外姓高人担任经理，才使危机有所消解。

"寿全斋"240多年的创业守成史中，除了创始人王立鳌，还有一个人值得树碑立传的，他就是同治、光绪年间的第四代传人王仕载。王仕载不仅熟悉中医药业务，还很有开拓气概，在他掌权几十年间寿全斋发展达到了顶峰，不仅在今天的中山东路有前后四进的50多间店房，而且在东渡路、苍水街也有分店和货栈。更有意思的是王仕载颇有点超前意识，一百几十年前就懂得广告的巨大作用，并且善于运用金融手段。比如他以书香门第自豪，以读书人自居，自觉奔走于诸如迎凤桥陈家、卖鱼桥陈家、郎官第张家、屠园巷屠家等大姓望族之间，借以扩大影响宣传自己。由于他八面玲珑、长袖善舞，"寿全斋"被社会上层人士普遍看好，店里吸纳的存款竟达30万两之巨。经济实力雄厚，加巧舌如簧，加药品品质确实优良，单王仕载卖给那些豪门高第的补药补酒数量就十分惊人。一传十，十传百，吃"寿全斋"补药补酒即能长寿，几乎成了社会共识。

不仅如此，王仕载还很会利用菩萨神仙之力，"寿全斋"店堂里设有关帝、都神、吕洞宾神仙等塑像。每逢那些神仙菩萨生日，便在店里搭台说书唱戏，吸引众人进店上香，看戏听书，同时兜卖成品药。更别出心裁的是，他居然在店堂内外举办各种各样展览会，比如菊花展览会、丝竹管弦音乐会、名画展览会等等。不但免费参观欣赏，还奉茶招待，结果"寿全斋"名气越来越响，生意也越来越好了。

新中国成立后，"寿全斋"在继承传统基础上有所发展光大，走出了一条名店名药与名医坐堂"三结合"的路子，赢得社会普遍好评。1956年"寿全斋"改为公私合营，走上了社会主义道路，鼓楼分店并入西郊颐寿堂，百丈路分店并入县学街向阳药店。"文革"期间连总店也一度改名为"健民中药店"，"文革"结束，老店名才得以恢复。改革开放后，名店老商标的无形资产受到国家重视，宁波"寿全斋"先后被国家贸易部和浙江省商业厅评为"中华老字号"和"浙江名店"。

4. 不断进取的陆氏伤科

对明末清初江南武林感兴趣的读者，必定知道当时宁波有一个大师级的拳师姓王名瑞伯。此人不仅武功卓异，而且精通岐黄，尤擅伤科，晚年总结经验，著有一本叫《接骨秘方》的书，对治疗跌打损伤多有绝招。王瑞伯有一个武林至交叫陆士逵，平日爱跟王议论如何对付内损外伤，王瑞伯见陆悟性特好，索性倾囊相授。结果青出于蓝，陆士逵竟成了名重甬城的陆氏伤科创始人，其晚年所著《伤科》一书被陆氏家族奉为圭臬，世代相传。晚清时的第五代传人名叫陆小才（原名陆维新），医术更加精进，他吸收西医某些理念，对陆氏伤科的理论和治疗方案多有发展。在子弟辈中他最看重侄子陆银华，把陆银华定为第六代传承人。陆银华也不负所托，果然在很多方面，尤其在正骨手法和银针针法上，将陆氏医术更加发扬光大，成为蜚声甬江的一代名医。

陆银华字延钧，鄞县人，生于1895年，卒于1967年。他从小勤奋好学，文武兼修，不仅深得家传精华，还广涉各家学说，尤对叶天士、王清任深有钻研。1912年春，宁波半边街有一渔民髋臼脱位，正当多家医生束手无策时，年刚18岁的陆银华凭借武术和伤科功底竟徒手为之复位成功，一时名声大振，求诊者纷纷登门。但由于政治方面原因，新中国成立后陆银华栽了个大跟头，镇反时他被依法判处死刑。后因码头工会和搬运工会出面，要求"刀下留人，让他戴罪立功"，遂改判为无期徒刑，天天在劳改大队为伤患者门诊服务。

好个陆银华，尽管以罪人身份，"只准老老实实，不许乱说乱动"，但对医术仍然穷钻深究，精益求精，敢于负责，而不缩手缩脚。时人风传他整骨上髂，胆大心细，手法娴熟。更有一个故事在民间不胫而走，传得沸沸扬扬。故事说，一个右臂伤痛得厉害，根本无法伸直的中年妇女在丈夫陪同下前来求医。诊疗时医生稍微一碰，她就大声呼痛。陆银华不动声色把她左手固定在柱子上，然后突然动手脱她裤子，"使不得！"妇女一边大喊，一边拼命用右手去护裤子，结果手一下子就伸直了。陆银华哈哈大笑，脸窘得通红的妇女和丈夫忽然明白了底细，连声感恩道谢。

那么陆银华对伤科最大贡献和最独到的心得在哪里呢？业内专家认为是对头颅内伤（颅脑损伤）、海底伤（泌尿系统损伤）的诊治。在这方面陆银华环环相扣，技术独到，自成体系，治愈率很高，绝对是一流专家。陆银华根据古代医学经典有关"心者，五脏六腑之主"，"头为诸阳之首，居位至高，内涵脑髓，脑为元神之府，以统全体"之意，结合几十年临床实践，认为神明之主在于脑，而神明出入在于心，创造出以镇心安神为主的琥珀安神汤来治疗早期头颅内伤。处方中重用琥珀、朱砂、龙齿金石之类药物以重镇心神。特别是琥珀既可安神定惊，又可活血化瘀，利水降胀，更为药中主力。陆银华认为头部一旦受伤，必定神不守舍，心乱气越，呼吸机能紊乱，以致清阳不得上升，浊阴不能下降，头晕头痛，恶心呕吐之症并见，当佐以菊花、桑叶之类以升清阳，一开一合，使之泾渭分明。实践证明，此方收效快捷。这就是陆氏的"心脑并论，治心为先"之说。

陆银华对骨折治疗过程中的固定和活动关系的看法很独特，归结为"静如磐石不移，动似钟摆有律"。什么意思呢？说的是骨折在整复后有必要给断端创造一个有利于愈合的静止环境，以防止骨折重新移位。主张采用固定性能比较好的衫树皮制作夹板，通过绷带、小夹板及棉压垫的作用，使伤肢及其关节处于适宜位置，以促进骨折愈合。但静止不能绝对，要静中有动，而活动正是加速骨折愈合和功能恢复的重要措施；认为功能恢复要有节有律，要循序渐进，要根据断端的稳定程度，活动范围要由小到大，次数由少到多，这就叫做"静中求动，节律分明"。

民间广传陆银华疗伤有绝活，其绝活之一就是对付骨折着重用内治方法。大凡骨折损伤往往伴有出血症状，比如四肢骨折常会刺破筋肉血管，肋骨骨折更可能刺破内脏血管，无论筋肉出血或内脏出血，止血是最紧要的第一步。血止后的第二步当是活血祛瘀。很多外皮不破而内损的骨折，血溢于脉外，阻于经隧之中，往往聚而成瘀，此时陆银华的"玉露四黄散"、"紫金散"、"桃花散"等活血化瘀方剂就有用武之地了。到了中后期，则更重视第三步的益补肝肾、调理气血，而补益调理的关键在于保持和促进脾胃功能。脾胃运化失常，受纳、布输必成问题，四肢百骸筋骨皮肉的营养滋濡就失却根本，康复就会成为一句空话。所以整个治疗过程中陆银华认为应始终坚持"顾护脾胃，不伐后天"，中后期尤其忌用苦、寒、辛燥、滋腻之药以免影响胃口。

不管是内损还是外伤，通常总会瘀积不散，肿痛并见。即《内经》所谓："气伤痛，形伤肿。"历来伤科专家都以气血论治，这当然没有错。陆银华之高明在于"三焦分治，独树一帜"。他旗帜鲜明地提出："上焦之治，气血痰；中焦之治，气血粪；下焦之治，气血尿。"针对性地创立了"疏气豁痰汤"、"六仁三生汤"和"海底方"，结果取得很好疗效。某年一患者伤后吐血、便血、尿血不止，紧急中来找陆银华，经反复推敲，陆银华认为，吐、便二血不止，一时尚无大碍，而尿血不止，极可能危及性命，即以通利止血的海底方投之，只两帖药就诸血皆止，患者感激涕零，盛赞神医。

陆氏伤科至陆银华显然是一座高峰，有人估算经他之手治愈的伤患者上至叶飞上将这样的高级领导人，下至普通平头百姓，人数可能应以10万计。陆银华去世已有40多年，至今仍为宁波老辈人所传颂，这本身就非常不简单。那么陆氏伤科的第七代、第八代传人如何呢？好消息，已有所发展有所前进！第七代传人比较多，其杰出代表有上海的陆云响和宁波的陆海昌、陆海善等人。陆云响（1914—1985年）是陆银华长女，自幼随父学医，耳濡目染，15岁就能独立应诊。1937年偕丈夫陆清帆赴沪，在石门一路开设诊所，每能药到病除，很快名声广传。陆云响对陆氏伤科的发展，主要在于她吸收现代解剖学和外科医学知识，对陆氏银针治疗有较大改进。云响的儿子陆念祖现为上海静安区中心医院伤科主任。念祖，念祖，追念陆氏先祖，作为陆氏伤科第八代传人，他的学术成就据说已远远超过外祖父陆银华。他发展了母亲陆云响的银针技法，采用银针加温灸，配合陆氏传统手法进行治疗。在治疗肩周炎方面取得惊人效果，以2089个病例作统计，二次治愈率为97.6%，三次治愈率为99.9%，被人誉为"神针陆"、"陆银针"、"肩周陆"。他应邀赴纽约参加第四届国际针灸学术会议，向国际同行介绍陆氏银针配合松解手法治疗肩周炎的经验，受到高度赞赏。

在甬的第七代传人代表是陆银华之子陆海昌、陆海善等，其第八代传人代表有陆健祖、陆祖安、陆景等人。他们和各代的兄弟姐妹一起，不仅很好地继承了陆银华望、问、闻、切、摸诸方面的绝活；继续坚持"局部和整体兼顾，外伤与内损并重，固定与活动结合，医生与患者合作"等项疗伤原则；继续坚持"三不"、"三用"，所谓"三不"是指不开刀、不打钢钉、不上石膏，而用传统正骨法并配以补气养血方剂治疗，所谓"三用"是指用中药外敷内服，用多项手法复位，用现代有效新药。从敢于和善于应用现代有效新药角度看，陆氏伤科是能与时俱进的。他们绝不墨守陈规，食古不化，而是实事求是，择善而从，百尺竿头再攀新高。

5. 药材商与药皇殿

宁波有条街，名字叫做药行街。很早很早以前，宁波咸塘街、碶闸街、开明街一带就有大大小小中药店50多家，而且生意兴隆，全国各地的药材商都来这里看药材、买药材。为什么宁波药材生意特别兴盛呢？因为宁波水陆交通方便，药材质量过关。

如何更好地管理这些药材商，不让他们牟取暴利、见利忘义呢？看来得有一个信仰和同业议事中心，要有一个地方，让大家聚在一起开开会商量商量，讨论讨论关于药材的质量和统一价格问题，这样既有利于治病救人，又可保护药材商人利益。

这个地方哪里去找呢？谁又会有这么大的影响号召力来发起呢，当时的宁波太守陈一夔和药商曹天锡想了一个办法，就是让大家找一个行业庇护神来祭祀供奉。那么药行的行业神是谁呢？当然是药皇菩萨。

那么药皇菩萨又是谁呢？在民间信仰里，有过许多药皇菩萨，比如神医华佗，比如唐代的孙思邈，而宁波药皇殿供奉的则是三皇之一神农氏。传说神农尝百草，发明了医药，为老百姓的健康作出了贡献，所以受到老百姓的供奉。于是药材行老板大家一起出钱在咸塘街造了一座药皇殿，而且在每年的四月廿八药皇诞辰日举行盛大的祭典，凡是药行的老板都要出席，这个祭典筹办"委员会"就叫做"药皇崇庆会"。

据见过祭典仪式的老年人回忆，这个仪式非常隆重热闹，从四月廿八药皇神农诞辰的前一日开始，药皇殿就要做戏谢神，请来戏班子演出祝寿戏，以烘托祭典气氛。第二天，为正式典礼日，祭祀庆典由药业同行组织的"药皇崇庆会"会员轮值主持。祭典由一人主祭，15人陪祭。药皇菩萨正面供桌上供三牲福礼，还特别供上五谷与茶叶，因为据说这五谷和茶叶都是神农最早发现并培育出来的。祭堂前铺大红地毯，殿内张灯结彩，大烛台上红烛高烧，十分豪华隆重。时辰一到，钟鼓齐鸣，雅乐共奏，祭典正式开始。主祭与陪祭共16人，身着礼服，各拈清香三炷，按尊卑长幼依次鞠躬奉香，而后依次行三跪九叩大礼。祭礼敬酒三巡，每敬一巡奏鼓乐一通，行礼如仪，三巡过后方才礼毕。祭典当日，药皇殿大门外鞭炮不断，鼓乐不绝，百姓围观，前呼后拥，争相朝拜，既看热闹，又求药皇保佑，更有许愿问药求医的，可谓人山人海。

为配合祭典，烘托喜庆气氛，祭祀仪式前后三天里，药皇殿天天演庙戏。药皇殿内有前后大小戏台各一座，其规模仅次于宁波府城隍庙、天后宫和县城隍庙（俗称新城隍庙）。药皇殿的"庙戏"在当时的宁波曾盛极一时，药皇庆典也是宁波当年最有影响的节庆活动之一。

新中国成立以后，药行归国家统一管理，所以这个行业协会的活动也就渐渐淡出人们的视线了。

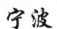

6. 范文虎拦棺救人命

清末民初的某一天，宁波城中有一支素白衣冠的送殡队伍出西门往城外走去。一路上，来人的呼天抢地的悲啼声夹着丧锣的敲打声，震撼着路人的心。特别是一个30岁左右的男子哭得更伤心，他用头猛撞棺材，好几个人都拖他不住，这一悲痛欲绝的情景使得不少路过的人都流下了同情的眼泪。

灵车过板桥（即今郧西桥），上了不大平整的城郊石子路，一抖一抖，这口薄皮棺材缝里流出了几滴血。恰逢甬上著名中医范文虎路过这里，看到棺材里流出血水，凭着多年来对各种奇病异疾的诊治经验，范文虎觉得棺材里的人是假死，他对着送葬队伍大声喊了起来："停下来，停下来，里边的人还没有死，快把棺材抬过来！"

那喊声一出口，四周围的人都非常惊异：人讲范文虎是有名的"范榫机"，果真如此，人家在火里，他在水里，搅啥脑子！可是那个哭得呼天抢地的男子却被后面的喊声惊醒了，他一把推开众人，往前一扑，扳住棺材杠，撕破喉咙地大叫："停下，你们快给我停下来！"

原来，棺材里面装着那男子的老婆，因难产失血太多，家里人认为她已经死了。男子听到范文虎的话，如抓着救命稻草，扶住棺材，催促抬棺人直往来路狂奔。范文虎紧跟其后面。

来到屋里，范文虎叫男子打开棺盖，抱出其老婆，安放在内房床上。范文虎径直走到床前，见产妇脸孔煞白，但还没转青黑，虽没什么进出气息，可脉搏还未完全断绝，范文虎诊了一会儿脉，便晓得是产妇胎位不正，又因庸医误用药物所致。于是急忙解下背后的小包袱，打开取出一只小盒子，从中拿起一根三寸多长的银针，按着穴位在产妇身上连扎了几针，然后又从包袱里取出一只瓷罐，倒出一撮黄色粉末，泡上半碗开水。站在一旁的男子见此，赶紧上前将妻子的头扶起，范文虎拿起一把银尺撬开产妇的嘴巴，端起碗来将药灌进产妇口中。待做完这一切，范文虎才长长地出了一口气。

过了一会儿，产妇的脸色开始泛红，口鼻也有了些许气息，这时范文虎嘱咐男子道："侬老婆已经无啥大事体了，快去叫接生婆来，你就等着做阿爹吧。"

这就是，范文虎偶见棺材滴血，用一根银针救活了两条命的故事。怪不得"中医要看范文虎"这句话，早年一直在西门一带流传呢。

7. "南董"儿科新掌门

一看这个题目，读者可能以为是在写中华武术。非也，本文说的是一个中医儿科医生。当然中华武术和中医中药都是中华瑰宝，确有异曲同工之处，用个"新掌门"概念也未尝不可。

在中医儿科界，上世纪中叶以来一直有个"南董北刘"的说法，这是老百姓的口碑，任何自封自诩都毫无用处。所谓"北刘"指的是北京刘弼臣，所谓"南董"说的是上海董廷瑶。董氏儿科很长时间里采用的是家族内部传承方法：即父传子，子传孙，一代一代传下去。已经传承多少代了呢？五世其昌。也就是说从清朝咸同年间太太公手中传下来的。太太公是上海人吗？不是的，是地地道道的宁波人，宁波董家，董孝子一脉相承。什么时候去的上海？上世纪抗日战争时期爷爷辈的董廷瑶，他是宁波董氏儿科第三代传人，海内名声鹊起也正是从他手里开始的。董廷瑶的儿子叫董维和，他作为第四代传人倒是一直守在宁波，只是名声不及乃父响亮而已。题目中的新掌门，大名叫董幼祺，他正是董维和的儿子，今年56岁。有趣的是作为董氏儿科的第五代传人，他的医术不是从父亲那儿学的，而是由名医爷爷董廷瑶手把手教的，时间是从1973年到1976年。

怎么一回事呢？大家知道，上世纪70年代，时兴知识青年接受工农兵再教育，20岁的董幼祺由于接受再教育出色，被推荐为工农兵大学生候选人，可去上大学。正在此时宁波中医院来人找到他，问他愿不愿意接受医院派遣到上海直接跟爷爷学医。面对两条路，选哪一条呢？小董彷徨犹豫了好久，最后决定跟爷爷学儿科，因爷爷已经80多岁了，光阴紧迫，时不我待。如果董氏儿科真在自己一代断了线，不管怎么说也是个天大遗憾。

怎么学？双管齐下！一边在静安区中医班猛啃中医理论，一边贴在爷爷身边临床实践。具体说就是把董廷瑶的整个诊疗过程事无巨细都用笔记下来，同时说出自己心得体会，让爷爷品评。忙得像陀螺团团转，完全应该，且不去说它。最要命的是困惑，有时简直百思不得其解。比如某日两个患儿病症看上去一模一样，但爷爷开出的处方却迥然不同。质疑提问。爷爷说这叫辨证论治，因人制宜，一儿是外感风寒，一儿是内火旺发，医家必须透过表象，抓住内贼，才能药到病除。大概整整一年，董幼祺心里才真正有点"数"了，爷爷开方之前，他自己先在脑子里也开上一方，然后对比爷爷的处方看看异同在哪里，慢慢地小伙子不但能知其然，也能知其所以然了。

上世纪70年代，在中国绝对是一个很特殊的年代。由于毛泽东的提倡，在医界对中医倒是不排斥，但对师父带徒弟的传统方式却不能容忍，认为这是封建余毒，应予革除。所以形势是相当逼人的，董廷瑶必须尽快倾囊相授，董幼祺必须争分夺秒地学习。万一哪一天真不许师父带徒弟了，机会说没就没了。再说诊治患儿不是闹着玩的，人命关天，医术必须精益求精。工夫不负有心人，终于董幼祺可以在上海临床试诊了。尽管明里不讲是师父在带徒弟，暗里爷爷始终在为孙子把着关口。一段时间下来，小董开出的处方爷爷差不多都认可了，只有偶尔碰到疑难杂症，他才会跑去向爷爷讨教。

3年后，董幼祺学成回到宁波市中医院，责无旁贷接过董氏儿科第五代的接力棒，开始用爷爷平生的学术精华为故乡的患儿服务了。众所周知，中医看病，传统有"望、闻、问、切"四招。但儿科有其特殊性，用董氏儿科秘诀来说叫做"诊察儿病，望诊为首"。为什么呢？小孩子不可能主动自诉病痛的来龙去脉；就算你医生不厌其烦地问，幼儿除了哇哇啼哭，根本讲不出什么名堂；至于切脉，兴许他看见穿白大褂就害怕，压根不配合，你医生又能咋的！所以关键在儿科医生必须有一双火眼金睛：望和察。至于望什么？察什么？由于太专业化了，读者也不一定有兴趣，何况外行的笔者，自己也半懂不懂，所以只能记述一个大概。

第一，望形体。大凡筋骨坚强、肌肉丰满、皮肤毛发致密、形态活跃的必为形体壮实者。通常不易感受疾患，即使得病，亦较轻而易愈。相反，如果形瘦发枯、筋骨软弱、颅囟难合，则或先天肾虚不足，或后天脾胃失调，则为形气虚弱者。常易患病，病了也难以很快治愈。

第二，望神色。凡目有光彩、表情活泼、面有笑容的为神气充沛者，当属无病，或虽病亦轻。若神识疲乏、不言不哭，或似哭非哭，锁眉苦脸的必属有病或病势不轻。有热则面赤，风惊则面青，气血虚弱则面白，胃肠积滞、虫症则面黄，腹痛或惊厥则面色暗黑。其中以青色最为多见，因小儿患惊风病者最多。

第三，察苗窍。重在察目、鼻、舌、咽喉、耳、齿、龈、前阴、后阴。

第四，察指纹。若小儿生病，指纹的形态、颜色常随之变化。指纹浮现于风关，为病邪初入；指纹呈现于气关，为病邪方盛；指纹透达于命关，为病已严重；指纹直透指端，病更凶险。

各种证候必须综合，互相资证。董氏儿科的经验为"调治儿病，注重脾胃"；对小儿外感热病的治疗，要"择途逐盗"；对小儿麻疹的治疗，要"活血透诊"；对婴儿脚气型泄泻的治疗，要"母婴同治"；对小儿高热惊厥的防治，要"祛除内敛之痰，增强脾肺功能"。一句话，治小儿病一定要"因人制宜"；用药关键在对症，而不在贵重。

如今已有35年临床经验的董氏儿科第五代传人董幼祺早已是宁波市中医院副院长、主任医生、硕士生导师，他还是全国第四批名老中医药经验继承工作指导教师。作为"南董"新掌门董幼祺是个大忙人，工作日程之紧即使年轻人也会嫌累，何况已知天命了。身为儿科专家，从周一到周五的上午他必须开专家门诊；作为医院领导者，他必须处理分内的行政事务，参加各种会议；逢周六还要赶到上海中医院参加科研和临床门诊；作为硕士生导师他还肩负着带"徒弟"的重大责任。而且为了把董氏儿科的精华发扬光大，攀高创新，他还要挤时间努力学习、深研医理、撰写论文、总结经验。比如先后写出《董廷瑶学术思想和临床经验研究》、《董廷瑶脾胃学说之临床应用》等学术论文；比如完成"董氏指压法治疗婴儿吐乳症的临床研究"，并通过国家鉴定，成为2008年国家中医药管理局推广的25项中医临床相宜技术之一。

有关名中医董幼祺德馨术精，妙手回春的故事，患儿父母口碑中流传甚多，这里只记一则以飨读者。有一个9岁男孩病了，一吃东西就吐。到某医院就诊，经B超和磁共振检查，显示是胆囊水肿。挂盐水、吃药十几天，症状还是得不到缓解，医生建议到上海大医院作进一步诊治。患儿家长不甘心，希望请个中医试试。经朋友介绍，拨通了董幼祺的手机。当时董幼祺正在市里开会，急忙请假来救人。详细望问后开了两剂药，叮嘱家长药煎好后带着，一到上海就让孩子喝药。第二天患儿家长打来电话说，喝中药半小时后孩子肠胃通了，已能进食，症状正在慢慢消退，问还需不需要到上海大医院去。董医生说既然已到了上海，不妨去医院查看一下，也好更放心一些。到医院一检查，奇迹出现了，B超显示：胆囊水肿消失了。就一帖药啊，董医生太神了！

事后患儿家长要找初诊医院交涉，投诉医生没能对症下药，以致延误病情。董幼祺劝阻说，从西医角度看，医生处置并无过错。中医治好病儿，也不能证明中医高于西医，中西医各有优势，各有自己的擅长领域，对号入座了，问题也就解决了。经董医生一剖析，家长口服心服，只是不明白，为什么煎好的中药一定要到上海才吃。董幼祺说方子用的是辛开苦降方法，其中有泻药成分。假如孩子途中要上厕所，麻烦不就大啦，家长佩服得五体投地。董幼祺又说民间多认为西医多适宜急性病，中医适宜慢性病，其实某些急症中医也能治疗，比如病毒性肠炎，中医药治疗效果也很好。一句话，中西医药要好好结合，取长补短。

董幼祺认为做医生最大乐趣，莫过于把病人的病治好。病人生病时会想到你，找你看病便是对你最大的信任。他说身为中医，为振兴中医奋斗终生是他毕生的座右铭。南董新掌门的话可谓掷地有声。

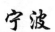

8. 四明大药房药留香

民国十二年（1923年）宁波城内东门街新开了一片药店，店内陈放着不少玻璃瓶、纸盒包装的药水、药片等，老板是宁波人孙义瑞和周静康，招牌挂着"四明志记药局"。

宁波城里当时只有中药铺，头子活络的孙周二位在上海看到西药使用、携带方便，某些病症起效很快，于是集资在宁波最繁华处开了一家西药店，兼营中药铺，雇请的店员兼懂中西药理，因此生意分外红火。有一年夏天，店内只有王老伯和阿福。王老伯是老中医出身，坐堂兼帐房。而阿福曾在上海学过生意，他们正在店内忙着。

"来一瓶十滴水"。一位顾客走进店内，王老伯熟练地将药水递给了他。"我来瓶花露水"，一位抱着小孩的中年妇女也随之走了进来。阿福熟练地取出一瓶。这些顾客是这里的常客，碰到什么头痛脑热、感冒腹泻的事情他们都会径自来到四明药局。可以看出，四明药局的名声已在甬城传播开来了，而且自制药水、药片的做法已使四明药局更显专业化。四明药局使百姓青睐的主要原因是：它不仅仅是经营中药，还经营西药，有人指导医药，药类品种丰富多样。

"王老伯，我家儿子哮喘又犯了，求求你行行好……"这位大娘话还没有说完，正在算账的王老伯立刻叫阿福背起药箱，与阿福一起跟随这位大娘出发了。

"王老伯，我家儿子这病怎么还不好啊，都几年了，你看看我们家里……"大娘边说边流着眼泪。这大娘家里的确很穷，有时候吃饭都成问题，更何况还要掏钱买药给儿子治病，每当儿子哮喘发作的时候，作母亲的心就像落了汤锅一样。

王老伯仔细诊看过大娘的儿子，开出了几味西药，然后转身配好药片、药水说："按时服药，过几天会好的。"

6年之后，四明药局在宁波城内外很有名气，小病小伤药到病除，大病重症也不会耽误，药局改名为"药房"，而且有了一只吼叫着的狮子做商标，取"狮鸣"——（谐音）四明之意，即使不识字的老百姓也找得到分设在城里城外的四明药房。此时，范文蔚接任了老板，小药铺已成为大药房了。

四明大药房随着经营范围扩大，其善举也得到了甬城广大百姓的称赞。如四明大药房自编的《四明良药集》，介绍自制药品和其他常用药品，一一标明其用途、性能、服法、剂量等的小册子，分赠各处，遍及医院、诊所、机关、团体、学校等，这种通俗的医药小册子很受百姓的喜爱，四明大药房也由此在甬城百姓中留下了很好的口碑。

"医以善为先"，作为承担着治病救人任务的四明大药房在赢得良好声誉的同时，他们没有忘记在医药领域继续开拓创新。

四明大药房作为一个老字号药房却又不是单纯的洋味十足的西药店，他们积极吸收各种中药制品，实行中西合璧，这在当时真算得上"时新"了。

为了拓展自己的业务，大药房聘请汤雪帆为广告设计师，路牌广告、橱窗陈列、招贴设计，均由汤雪帆负责。在四明药房大橱窗中，甚至还出现了活动广告，吸引市民纷纷聚观，在当时的甬城这一手绝对算得上是一道靓丽的风景，也为更进一步拓展四明大药房的经营奠定了良好的基础。

这时的四明大药房早已不是简简单单的一家中西药铺了，先后经营了德国先灵洋行、瑞士哈夫门、罗氏泽洋行和上海信谊药厂、杭州民生药厂等药品，同时也经营了宁波家庭制药社的生生片等。

这些药品聚集于四明大药房，就像一支医药多国部队，只要老百姓有什么需求，立马可以对症下药，所以甬城百姓一有什么小病小痛，就会立刻往四明大药房跑，而四明大药房也几乎成了甬城市民"药栈"的代名词。

　　1941年，宁波沦陷前夕，范文蔚即决定把"四明"绝大部分资金内移至金华四牌楼，这就是有名的金华四明药房。他自己常奔波于内地，主持多处营业。而宁波原址，仍留守一部分人员，由孙章庆、胡乃冠主持，充作中转站。为营业和转运上的便利，他们还聘有日语翻译励甫根。从沪进货经宁波中转，使金华总店货源不绝，获利丰厚。

　　1956年，四明大药房"公私合营"，年销中西药为全市药业总销量四分之一。

　　现在，四明大药房的总店在宁波海曙区镇明路，在市内外开了不少连锁店，也有开在浙江医药高专的连锁店，有端午节送香料，免费为市场提供医药咨询，送药上门等业务，深受市民的赞扬。

　　如今的四明大药房，承继着宁波老字号的优秀传统，已经发展成为有门店70余家，营销范围遍及宁波各大区域的名药店，连锁门店甚至已拓展至宁海、舟山等地。

　　四明大药房在过去的70多年中，一直是是甬城百姓最喜欢的药店。如今，四明大药房顺应潮流，改革创新，继续在甬城的各大药店中引领风骚。

附录二　宁波市人民政府关于扶持和 促进中医药事业发展的意见

甬政发〔2010〕23号

各县（市）区人民政府，市政府各部门、各直属单位：

为贯彻落实党的十七大提出"扶持中医药和民族医药事业发展"的要求，坚持中西医并重的卫生工作方针，充分发挥中医药的优势和作用，根据《国务院关于扶持和促进中医药事业发展的若干意见》（国发〔2009〕22号）和《浙江省人民政府关于进一步促进中医药事业发展的意见》（浙政发〔2008〕73号），结合我市实际，特提出以下意见。

一、指导思想和总体目标

（一）指导思想：以邓小平理论和"三个代表"重要思想为指导，认真贯彻落实科学发展观，坚持政府主导、部门协调、社会参与，以保障人民健康为宗旨，继承创新为主线，发挥中医药特色优势为重点，进一步完善政策保障，健全中医药服务体系，提高中医药服务能力，全面推进中医药事业科学健康发展。

（二）总体目标：到2015年，在全市建立起城乡统筹、发展均衡、功能完善、特色鲜明、与群众需求相适应的中医药服务体系，中医药服务能力和可及性明显提高，对外影响力和辐射力明显增强，中医药事业发展的基础条件较大改善，确立区域性中医疾病防治中心地位，全市中医药综合实力位居全省前列。

二、进一步健全中医药服务体系

（一）县级及以上人民政府要在区域卫生规划中合理规划和配置

中医医疗资源，形成以宁波市中医医院为龙头，各县（市）区中医医院和县级及以上综合医院中医科为骨干，社区卫生服务中心（乡镇卫生院）中医科为重要力量，社区卫生服务站（村卫生室）和中医门诊部（诊所）为网点，融合预防、治疗、康复、保健为一体的中医药服务体系。

（二）县级及以上人民政府应根据当地医疗卫生事业发展和群众健康的需求，切实加强对中医医疗机构的政策引导和扶持，重点办好一所已有的中医医院。中医医院的规模、服务功能应达到住房和城乡建设部、发展和改革委员会批准发布的《中医医院建设标准》的要求。中医类别执业医师（含执业助理医师）占执业医师比例及领导班子中中医药专业技术人员的比例均不低于60%；临床科室负责人中具有中医类别执业医师资格或系统接受中医药专业培训的比例也应达到60%以上，确保中医药特色优势的发挥，并应加强对基层医疗单位的中医药业务指导，体现中医药服务的公益性。

县级及以上综合医院应按卫生部、国家中医药管理局《综合医院中医临床科室基本标准》和《医院中药房基本标准》设置中医科、中药房和床位数不低于医院标准床位数5%的中医（中西医结合）病床，并完善人员、用房、设备配置和各项规章制度建设。

（三）按照卫生部、国家中医药管理局有关社区卫生服务和乡镇卫生院中医药设置要求，各社区卫生服务中心（乡镇卫生院）都要设置中医科，配备中医药专业技术人员、基本中医药诊疗器具和必备中药，能够提供中医药基本医疗和公共卫生服务，有条件的应加强中医药特色专科建设；鼓励社区卫生服务站（村卫生室）都能够提供中医药适宜技术服务。

（四）鼓励非公有资本进入中医药服务领域，对由社会力量投资建设的大型中医医疗保健康复机构在医疗保险政策、科研立项、职称评定和继续教育等方面享受公立医疗机构同等待遇；鼓励有资质的中医专业技术人员特别是名老中医依法开办传统特色明显的中医诊所或个体行医。允许符合条件的药品零售企业按有关规定举办中医坐堂医诊所。

三、切实提高中医药服务水平

（一）推进中医"三名"战略。按照国家重点建设中医院建设目标和省级中医"名院"建设标准，全市重点建设好3～5所特色优势明显、管理规范的中医"名院"，并推动中医医院发展计划的实施，促进整体发展。加强中医药重点学科、重点专科（专病）和综合医院示范中医科建设，形成中医"名科"群体，争取有5～6个中医药特色专科（专病）在全省同领域居领先地位。开展"名中医"评选和带徒工作，建立各级名中医推荐评选、考核和管理制度，争取市级及以上名中医达到30名左右、中青年名中医和基层名中医达到60名以上。

（二）发挥中医药特色优势。实施中医优势病种拓展计划，在全市遴选和推广应用30个以上疗效确切、技术规范、水平先进的中医优势病种，制定诊疗规范，发挥诊疗优势，促进中医药临床特色优势标准化建设。实施社区中医药服务示范单位创建计划，抓好中医药特色社区卫生服务重点区、示范中心创建活动，全面提高城乡社区中医药服务工作整体水平。

（三）实施中医药适宜技术推广计划。发挥各级中医医院与城乡社区卫生服务机构的联动作用，推进中医"三进"工程，积极开展城乡社区中医药基本知识和适宜技术应用培训，推广应用中药、针灸、推拿、刮痧、火罐、熏洗、敷贴、穴位注射、热熨、导引、小夹板外固定等多种中医药适宜技术，使90%的社区卫生服务中心（乡镇卫生院）和60%的社区卫生服务站（村卫生室）能掌握并应用5种以上。

（四）开拓中医药"治未病"服务。各级医疗机构特别是城乡社区卫生服务中心要积极开展中医药"治未病"服务，在疾病康复保健、亚健康干预、优生优育、老年护理等方面应用中医药方法，使疾病防治的关口前移；中医医疗机构可探索建立有规模的"治未病"服务区域，创新服务模式，丰富服务内容，规范服务技术，提高服务水平。

四、大力推进中医药的继承与创新

（一）支持和奖励名中医学术传承。依托宁波市中医医院建立市名中医馆和工作室，整理研究浙东中医流派传承历史和学术特色，系统研究名中医学术思想、临证经验和技术专长，支持名中医著书立说。市级以上名中医按规定每完成一期传承带教任务的，且学术经验继承人通过继承结业考核考试可给予一定带教补助；学术经验继承人获得医学硕（博）士学位的，再给予带教老师相应补贴。

（二）逐步提升中医药科技创新能力。各县（市）区应按《关于完善县及县以上公立医疗机构经济补助政策的实施意见》（甬政发〔2007〕94号）中卫生科技人才经费补助的规定，确保经费补助到位，并在补助中向中医药适当倾斜。各中医医院要按规定在业务收入中提取科研基金，用于临床科研和中医药学科建设。在宁波市各类科技计划中，增加中医药基础理论、优势病种诊疗技术和新药创制研究内容，并重点建设好1家达到省内先进水平的中医药重点实验室。鼓励中药企业、民营科研机构等开展中医药科学研究，加快我市中医药科技发展步伐。

（三）开展中医药防治重大疾病研究。围绕中医药领域关键问题和共性技术，以多学科和中西医协作形式积极开展糖尿病、心脑血管疾病、肝病、肾病、恶性肿瘤等重大疾病的中医药防治研究，力争取得若干个有影响的成果。

五、强化中医药人才队伍建设

（一）增加中医类卫生技术人员的比例。各中医医院在新录用临床类卫生技术人员当中，中医类（含中西医结合，下同）应达到60%以上，社区卫生服务中心（乡镇卫生院）要增加中医类卫生技术人员的录用比例，使每个中医医院和社区卫生服务中心（乡镇卫生院）中医药人员配备更加合理。社区卫生服务站（村卫生室）要配备能够运用中西医两法提供服务的专业技术人员。要将农村具有中医药一技之长的人员纳入乡村医生管理。

（二）尊重中医药人才成长的特殊规律。在中医药专业技术资格评审、科研立项、成果奖励、医疗事故技术鉴定等方面继续实行同行评议。对新招本科及以上中医药毕业生的中医医院和社区卫生服务中心（乡镇卫生院），同级财政要安排成长资助经费，并连续资助3年，主要用于上述毕业生中医药基础理论和基本实践技能的强化培训。

（三）加快中医药高层次人才培养。实施中医药学科带头人和技术骨干培养计划，开设中医名家大讲堂，邀请国内中医大家为各重点学科（专科、专病、示范中医科）带头人和技术骨干定期开讲，并鼓励和支持中医药技术骨干参加研究生学历教育、老中医药专家学术经验继承和临床中医人才研修项目深造，加快培养一支医德高尚、理论功底扎实、专业技术精湛的中医药团队，引领中医药学术发展。

（四）扎实推进基层中医药人才培养。实施青年中医药人员成长计划。各级名中医每3年应带教2～3名青年中医药人员，其中1名以上必须是社区卫生服务中心（乡镇卫生院）的人员，并对年度考核合格的师承人员的所在单位（指社区卫生服务中心或乡镇卫生院）给予适当补助，以提高基层医疗单位对中医药传承工作的积极性。结合中医跟师带徒特点，认真实施中医类别全科医师岗位培训和规范化培训；开展城乡社区卫生技术人员中医药基本知识和技能培训，争取到2015年，全市全科医师和乡村医生的中医药知识培训率达到100%。

（五）鼓励中西医人员相互学习。建立中西医结合人才培养的长效机制，鼓励中医人员学习相关专业的西医理论知识和诊疗技术，提高急危重症的救治能力；组织开展"西学中"培训，要求各中医医院50%以上的西医临床医生参加中医理论学习和临床实践，充实壮大中西医结合人才队伍，更好地适应现代医疗服务需求。

六、支持和加快中药产业可持续发展

（一）扶持和发展中药材种植产业，把好源头质量关。落实政府对中药材种植的相关扶持政策，开展中药材的种质资源保护、良种选育、农药残留和重金属污染控制、质量控制以及标准化研究，推进道地药材良种繁育体系和中药材种植基地建设，鼓励建立中药材种植规范化、规模化生产基地和中药材GAP认证，重点促进"浙八味"中浙贝、麦冬等道地药材的种植规范化管理和技术进步，提升中药材种植水平和中药材质量。

（二）传承和提升中药工业，培育中药品牌。加大传统中药名方挖掘和推广力度，认真做好民间中医独特诊疗技术和单方、验方的筛选、评价工作，促进产业化生产。加快中药现代化科技创新平台、中药企业技术中心、中药工程技术研发中心等建设，实施一批名优、传统中药产品的二次开发，注重海洋药物的开发利用，开展一批具有先进水平的生产工艺和装备技术改造项目，培育2~3个在省内外具有知名度的宁波中药大品牌。

（三）规范和完善中药市场管理，保障疗效和安全。以中药生产企业GMP认证、中药流通企业GSP认证和中药饮片符合《浙江省炮制规范》等为准入要素，加强中药市场准入管理。建立中药流通监管协调机制，规范中药采购、运输、验收、贮存、使用等环节管理，切实保障中药临床疗效和用药安全。

七、加强中医药文化建设和对外交流

（一）促进中医药文化传播和普及。深入挖掘宁波中医药文化积淀，收集整理中医药文献及资料，加强中医药文物、古迹的保护利用。逐步建立中医药文化普及机制，采用电视、广播、报刊、动漫画、讲座（市民讲堂）等多种手段，广泛传播、普及中医药防治知识，弘扬中医药文化，促进中医药进农村、进社区、进家庭。

（二）重视中医药机构文化建设。各中医医院要成为体现和弘扬中医药文化的重要阵地，在办院理念、队伍建设、诊疗活动、建筑风格等方面体现中医药文化特征和内涵，弘扬行业传统职业道德。各社区卫生服务机构在社区健康教育宣传中要体现中医药防治知识和文化理念。各级中医药学术团体要加强自身建设，办好学术刊物，开展学术活动，扩大中医药学术影响力。

（三）开展中医药对外合作与交流。利用我市港口、人文和中医药特色优势，加强与国内外其他城市传统医药方面的交流与合作，吸引境外人员来甬学习中医药，扶持和协助有条件"走出去"的中药企业、医疗机构、科研院所开展中医药服务贸易与合作，推动中医药走向世界。

八、完善中医药事业发展的扶持保障措施

（一）加强中医药工作的组织领导。要把中医药工作列入政府工

作的议事日程，纳入国民经济与社会发展整体规划、区域卫生规划和公共卫生体系建设规划。市政府成立由分管副市长任组长，发改、财政、人事、劳动保障、教育、科技、文化、卫生、工商、经委、食品药品监管等部门负责人参加的中医药工作协调小组，各县（市）区也要建立相应的组织，加强综合协调，及时研究解决中医药工作中的重大问题。将本意见贯彻执行情况列入对各县（市）区政府年度卫生工作目标管理考核内容，确保各项措施落到实处。

（二）完善中医药财政投入机制。各级政府要切实加大对中医药事业的投入力度，确保对中医药投入的增长比例不低于对卫生投入的增长比例。通过公共财政投入结构的调整优化，到2012年，市本级和各县（市）区经常性中医事业费占经常性卫生事业费的比例达到10%以上。2010年起，新增对中医类经常性经费补助范围，由市、县两级财政分别对同级综合医院和中医医院按每中医门诊人次8元、每中医住院床日15元的标准给予补助；各级财政应保证国家级、省市级中医药建设项目配套资金的落实，加大对中医药"三名三进"工程建设的经费支持力度。

（三）完善中医药服务医疗保障政策。凡符合定点医疗机构条件的中医医疗机构都应列为基本医疗保险（含居民医疗保险和新型农村合作医疗，下同）定点机构，将符合条件的中医药诊疗项目、院内中药制剂、中药品种（含中成药、中药配方颗粒）和门诊煎药费纳入报销范畴，将能体现中医药知识产权的院内中药制剂尤其是外用药列入甲类药品目录，并逐步扩大目录里甲类中药饮片的品种。基本医疗保险参保人员在县及县以下定点医疗机构就诊的，中药饮片、院内中药制剂、针灸推拿等传统中医药服务项目补偿比例原则上高于西药、西医诊疗项目20%以上。

（四）支持院内中药制剂的研发和使用。依法简化院内中药制剂特别是外用药的申报程序，加快审批，支持二级以上中医医院共建制剂室，鼓励医疗机构委托GMP达标的药品生产企业和GPP达标的医疗机构制剂室将传统名方和名老中医验方开发为使用方便的院内中药制剂。加强院内制剂管理，保证中药制剂的质量和安全。在卫生、药监部门认可的前提下，院内中药制剂可以在技术协作、对口支援的医疗机构和社区卫生服务中心（站）共同使用。

（五）健全中医药管理监督体系。市级卫生行政部门要单独设立中医药管理部门，给予相应的人员编制，充实中医药管理力量；各县（市）区卫生行政部门应明确中医药管理职能部门，配备专（兼）职管理干部。各级卫生行政部门要认真履行管理职能，切实加强行业监管和指导，严格中医医疗机构、人员、设备和技术准入，严厉打击非法中医药诊疗活动，严肃查处虚假违法中医药广告，规范中医药服务秩序和服务行为，维护、促进中医药事业的健康发展。

2010年3月2日

主要参考书目

1. 宋乾道《四明图经》

2. 宋宝庆《四明志》

3. 宋开庆《四明续志》

4. 元延祐《四明志》

5. 元至正《四明续志》

6. 明嘉靖《宁波府志》

7. 清康熙《桃源乡志》

8. 清雍正《宁波府志》

9. 清光绪《余姚县志》

10. 清光绪《慈溪县志》

11. 清光绪《奉化县志》

12. 清光绪《宁海县志》

13. 民国《鄞县通志》

14. 民国《镇海县志》

15. 民国《象山县志》

16. 民国《余姚六仓志》

17. 俞福海主编《宁波市志》（中华书局1995年版）

18. 张家梁主编《宁波词典》（复旦大学出版社1992年版）

19. 周时奋主编《鄞县志》（中华书局1996年版）

20. 章亦平主编《余姚市志》（浙江人民出版社1993年版）

21. 徐长源主编《慈溪县志》（浙江人民出版社1992年版）

22. 胡元福主编《奉化市志》（中华书局1994年版）

23. 苏其德主编《宁海县志》（中华书局1993年版）

24. 王庆祥主编《象山县志》（浙江人民出版社1988年版）

25. 陈兵主编《镇海县志》（中国大百科全书出版社1994年版）

26. 章凤池、周永孚主编《舟山市志》（浙江人民出版社1992年版）

27. 陈誉主编《定海县志》（浙江人民出版社1994年版）

28. 蒋文波主编《普陀县志》（浙江人民出版社1991年版）

29. 骆兆平编著《新编天一阁书目》（中华书局1996年版）

30.《黄宗羲全集》（浙江古籍出版社2005年版）

31. 清徐兆昺《四明谈助》（宁波出版社2000年版）

32. 饶国庆、袁慧、袁良植编《伏跗室藏书目录》（宁波出版社2003年版）

33. 天一阁博物馆编《别宥斋藏书目录》（宁波出版社2008年版）

34. 天一阁博物馆编《蜗寄庐、清防阁、樵斋藏书目录》（上海辞书出版社2010年版）

35. 张平主编《浙江中医药文化博览》（中国中医药出版社2009年版）

36. 刘时觉编著《浙江医籍考》（人民卫生出版社2008年版）

37. 宁波卫生局编《宁波市卫生志》（1989年内部版）

38. 谢振岳主编《瞻岐史略》（宁波出版社2008年版）

39. 洪国靖主编《中国当代中医名人志》（学苑出版社1997年版）

40. 章国庆、裘燕萍编著《甬城现存碑碣志》（宁波出版社2009年

版）

　　41.龚烈沸编著《宁波现存碑刻碑文所见录》（宁波出版社2006年版）

　　42.周小东主编《鄮湖沧桑集士港》（宁波出版社2011年版）

　　43.宁波市中医院等档案资料

后　记

2009年5月28日，己丑端午节晚上，与岳冲、时奋、向东、松岳诸兄聚于宁波茶博院，海聊间岳冲副市长道及宁波中医史事，尤其津津乐道宁波名医的掌故，嘱咐我多留心四明中医史料，庶几为新建的宁波市中医院作陈列等资料备考。8月2日，岳冲、时奋、向东诸兄携我考察浙东运河，大雨瓢泼，姚南午餐，兼寿我的五十初度（刚过三天），席间岳冲兄复道四明中医史事，再次嘱托于我。农历七月初，检阅旧志文献等，颇多发现，如甬上名医过去多从唐之鄞人陈藏器说起，而余姚人虞翻《三国志》径记为吕蒙随军医师，是为宁波首位有正史记载的名中医，再上溯河姆渡文化，食药同源，易医同源，儒医一家，豁然开朗，渐次编为三万余言的第一稿，月梢即毕，暂名《宁波中医史略》。9月底交"作业"于岳冲副市长"批改"。

是年11月3日，自南昌、长沙公干回甬。顷接宁波市中医院曹秀娟书记、办公室张可可主任电话通知，就我的"作业"举行一个"批改"会。次日下午遵嘱赴市中医院与会，甬上杏林前辈毕至，俱予嘉勉点拨，"批改"甚细，如90高龄的钟一棠前辈，审读后还亲笔写了不少意见建议，令人感佩。众前辈叮嘱再三，务使"作业"完备。无言以辞，归而参以众典籍文献，增述史略、增补名医传略简介、甬上名医所著医籍存佚、甬上各藏书楼所藏医籍、有关宁波中医药碑刻碑文、宁波中医药地名人文景观、宁波市各中医院简介等，删去有关宁波中医之俗语老话等，费时一月有余，重作构架，横排纵写，成六万余言的第二稿，因循志体，便改名为《宁波中医志略》。

思及宁波大学张如安先生勤且工于甬上文献，遂托岳冲兄请张如安先生审读第二稿并予斧正。张如安先生果如所期，发来审读意见，并附五六万言的《宁波中医史料》（梳理稿），情理之中，意料之外。2010年9月29日下午，在市中医院与张如安先生及市中医院领导商议后，并请岳冲副市长拍定，重新构架为"宁波中医药文化史志"，分上下两册，上册为《宁波中医药文化史》，由张如安先生撰著，下册为《宁波中医药文化志》，由我执笔撰著。尊重志书体例，增补"宁波中医药历史大事记略"为卷首，附录增加"有关宁波中医非物质文化遗产故事"，至2011年7月7日，基本完成《宁波中医药文化志》，是为第三稿。此后一月有余，润色完善、补配图片，并与张如安先生的《宁波中医药文化史》作"同调"衔接、"异体"避让等等。这里要感谢岳冲副市长，如无其吩咐，本人不会去接触中医这个深奥复杂的课题，更不会有这本书了。在本书撰著过程中，天一阁博物馆的章国庆先生提供有关名医墓志铭等，市中医院的曹秀娟书记、办公室张可可主任，或提供档案资料及相关配图照片，或转呈杏林前辈审读修改，给了许多支持和协助，此也一并致谢。

撰著此书期间，除本职工作"方志馆"日常事务外，手头尚有《鄞州山水志选辑》、《国史中的鄞县人》、《一座新城的序章》、《鄞州百年大事纪略》、《名城记忆——宁波市海曙区非物质文化遗产故事集》、《宁波下饭诗抄》等书，或编或撰，或点或校，忙得不可开交。而自己读的专业是中文，从事的职业是地方志，于中医完全属门外汉，故此书中定多舛误、疏漏、不当之处，恳请方家里手及读者诸君提出宝贵意见，以便再版时修订提高，此先谢谢了。

龚烈沸

2011年8月